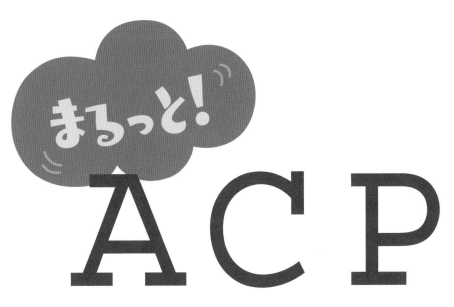

まるっと！ACP

アドバンス・ケア・プランニング

──いろんな視点で読み解くACPの極上エッセンス──

編集 **宇井 睦人** 浜松医科大学地域家庭医療学講座（静岡家庭医養成プログラム）
順天堂大学緩和医療学研究室

南 山 堂

執筆者一覧

相木 佐代 独立行政法人国立病院機構大阪医療センター 緩和ケア内科

足立 大樹 医療法人コムニカ ホームケアクリニック横浜港南

荒木 亜紀子 川崎市立井田病院 図書室

石渡 未来 横浜市立市民病院 看護部

岩本 ゆり 楽患ナース訪問看護ステーション

宇井 睦人 浜松医科大学地域家庭医療学講座(静岡家庭医養成プログラム)／
順天堂大学緩和医療学研究室

榎本 悦子 元 川崎市立井田病院 ボランティア・公認心理師・心理カウンセラー

大浦 誠 南砺市民病院 総合診療科 副部長

大川 薫 亀田総合病院 在宅診療科・地域医療支援部

大森 崇史 飯塚病院 連携医療・緩和ケア科

川口 篤也 函館稜北病院 総合診療科

工藤 浩史 独立行政法人国立病院機構東京医療センター 薬剤部・緩和ケアセンター

蔵本 浩一 亀田総合病院 疼痛・緩和ケア科

小松 充孝 賛育会病院 小児科

関口 亜美 タムス浦安病院 緩和ケア病棟

瀬野尾 智哉 北海道勤医協総合診療家庭医療医学教育センター 勤医協余市診療所

瀬良 信勝 亀田総合病院 緩和ケア室

冨永 千晶 社会福祉法人 同愛記念病院財団 同愛記念病院 患者サポートセンター

西 智弘 川崎市立井田病院 腫瘍内科／緩和ケア科

西尾 温文 順天堂大学医学部附属順天堂医院 がん治療センター

林 健太郎 東京都立神経病院 脳神経内科

原澤 慶太郎 はな医院

藤田 直己 市立奈良病院 総合診療科

舟槻 晋吾 松原アーバンクリニック

堀越 健 医療法人社団家族の森 多摩ファミリークリニック

松本 禎久 国立がん研究センター東病院 緩和医療科

三好 雄二 東京都立多摩総合医療センター リウマチ膠原病科

森 維久郎 赤羽もり内科・腎臓内科

森川 暢 市立奈良病院 総合診療科

山口 健也 独立行政法人地域医療機能推進機構九州病院 緩和ケア科

山下 有加 昭和大学江東豊洲病院 産婦人科

横山 太郎 横山医院 在宅・緩和クリニック

(五十音順)

序

　アドバンス・ケア・プランニング(ACP)はその多くの要素をコミュニケーションに依拠しており，旅行ツアーのように「この目的で3泊4日でしたらこちらのコースが定番ですよ」などと定型的に作成できるものではない．こういう回答が来たら，こう答えるのがベストなどというアルゴリズムも存在しない．

　患者を野球のピッチャーにたとえれば，(サインは出せても)直球が来るか変化球が来るか，それとも暴投が来るかわからないのがそれを受け止めるキャッチャーのつらいところであるが，ACPでも同様に臨機応変な柔軟性と包容力を求められる．こちらが予想していない球，時には信じられないような暴投であっても，ピッチャーを非難せずドンと受け止めなければキャッチャーの務めは果たせない．ピッチャーが焦っているときはタイミングを見計らってマウンドに歩み寄り，すぐに投げさせず"あえて"間を置く時間をつくることも大切である．そもそもキャッチャーは「女房役」ともいわれるように，試合に出る前からピッチャーと何度もともに練習し，入念なコミュニケーションを通して関係性を深めておくのが常であろう．ACPにも似た性質があるのではないだろうか．

　本書には現在治療中の患者から，経験豊富な各職種の医療従事者まで，ACPについて珠玉とも呼べる貴重な文章を寄せてくださった(自分は患者さんがACPについてこれほど深く考え言語化されている文章には出会ったことがなく，読ませていただくたびに何度も衝撃を受けた)．大変お忙しいなかご執筆をいただいた皆さまに，この場をお借りして深く御礼申し上げたい．

　治療中の患者・家族や現場で活躍する多職種がACPという横文字の概念をどう考えているのか，非がんの場合にはどのようにその違いと類似性をとらえているのか，そして真に患者や家族，地域社会に資するACPとは何なのか，などについて思索し，苦悩しているすべての方々がこの本から紐解いてくださることを期待して，本書の序文としたい．

2020年3月　　　　　　　　　　　　　　　　　　　　　　　　　　　宇井睦人

Contents

第1章

患者さんが考えるACP

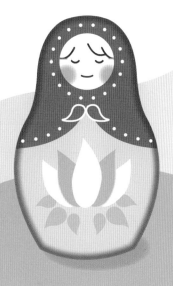

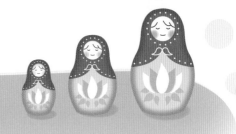

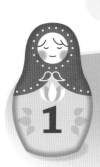

1 私の考えるACP

アドバンス・ケア・プランニング（ACP）について，いくつかの論文や記事を読みました．

私は以前，医療者の立場にありました．医療者だった頃ならば，そして，がん患者になる前の私なら，無条件に肯定していたと思います．

とりあえず，私の病歴から．

- 既往歴として，突発性血小板減少性紫斑病．脾臓摘出．
- 全身性エリテマトーデス．現在も治療中．

2007年から非小細胞性肺腺がん（右肺に原発，左右に数ヵ所の転移あり）．化学療法開始．抗がん薬による一連のつらい副作用に耐えながら，現在は7次治療を行っています．治療を受けながらも，大好きな仕事を週に3日と趣味を満喫しています．

12年間の治療は，薬が効かなくなるころには新薬が出回り，またそれが効かなくなるころには次の新薬が使われ始め……といった具合で，ずっとギリギリセーフでした．

がんの診断を受けた当初は，不安や恐怖，ネガティブなことばかり浮かびました．でも，少しずつ治療法など，がんのことを調べました．「病院はここでいいのか？」，「この先生に任せられるか？」．泣きながら，自分のなかで確認しながら治療に臨みました．

死についてもいっぱい考えました．「自分が死ぬ」，「死の何が怖い？」．怪しいと思われるでしょうが，臨死体験の本を何冊も読みました．他人の闘病記なんて読まなかったし，ほかのがん患者とかかわることもしなかった．がんサロンなど行ってみようとも思わなかった．それが私には合っていたのでしょう．

乗り越え方は人それぞれなのです．

そんなこんなを経て，自分自身の"生きる"を見い出しました．

"死"を認め，意識を"生きる"に方向転換しました．

12年間で主治医は3回替わりました．どの主治医も，私の"生きる"と向き合ってくれました．私が弱音を吐いても「そうじゃない」と諭してくれました．私にはそれが心地良かったのです．

ACPのことをいう前に，私が感じていることを話します．

こんな医療者がいました.

私には，いったん休薬した時期がありました．そのことにプラスのイメージをもっていた私に，その医療者は「あぁ，無増悪期間ね」と告げたのです．私は“自分に起きた小さな奇跡”と喜んでいたのです．その私に，「それは奇跡でも何でもない」と暗に示したのです．その言葉が．

『単なる無増悪期間』それが真実でしょう．でも，そんなことを私に知らせる意味があるのでしょうか．**私の前向きな気持ちを一瞬にして奪い取ったのです.**

こんな医療者もいました.

私は，毎回薬を変えるたびに，「効かない」なんて考えもしなかったし，毎回どの薬もよく効いてくれました．5次治療に入るとき，数名の医療者がいいました．「効くといいね」と．いわれるたびに，何か違和感を感じました．でも，違和感を感じない「効くといいね」もありました．「何だろう，この違いは」，「何だろう，この違和感は」と，ずっと考えていました．

私が思うに，**違和感のあった「効くといいね」の裏に「効かないかもしれない」という意味合いが隠れていた**のではないかと思います．「（効かないかもしれないから）効くといいね」という風に.

おそらく誰もが「効かないかもしれないなんて思ってもいないよ」というでしょう．しかし，同じ「効くといいね」であっても，その言葉に込められているニュアンスの違いがあるのです.

患者は，時に，とても敏感になっているものですから，ちょっとしたニュアンスの違いは，割と簡単に感じ取ってしまうものです.

言葉を発するとき，その人の頭のなか，そして心のなかにあるその人の考えや思いは，発せられる言葉に乗って，また，発せられた言葉の裏に隠れている場合があるもので，**私は数名の医療者から，「効かないかもしれない」ということを無言でささやかれていたわけです.**

医療者の漏らす言葉は，すべて“暗示的作用”があるのです.

医療者の多くは，患者が前向きであることを望みます．でも，患者の前向きな気持ちを削ぎ取るのもまた医療者なのです.

しかし，こんな素敵な医療者もいます.

私の主治医は，言葉の使い方がとても上手で，何気なく，さりげなく，こちらがポジティブな気持ちになれるような言葉がけをしてくださる先生です．「効くといいね」なんていわれたことは，一度もありません.

じゃあ，なんといってくれるか．たとえば，今回はペメトレキセドナトリウム水和物（アリムタ®）を使うことになったとき，先生はいいました．**「では，アリムタ®の力を信じていきましょう」**って.

そしてまた，前にも使ったゲフィチニブ（イレッサ®）を訳あって再度使うことにした時，先生はいいました．**「この際イレッサ®に頑張ってもらいましょうね」**って.

私の，思いつめていた気持ちを，楽にしてくれるような……．

「独りで背負い込まなくていいんだ」って改めて気づかせてくれるような……．

これも，言葉の暗示的作用なのかな，と思います．

このような素晴らしい医療者に，私はたくさん出会っています．単なる雑談おしゃべりでも，私の大切にしているものや，私の"生きる意味"まで聞き出してしまう先生．私が全力で生き抜こうとする気持ちに並走してくれる．私という人間にきちんと関心を持ち，必要なことは誠実に伝えてくれる先生．

ACP以前に，まず，その医療者のことを信頼できるか，その医療者とともにやっていけるか，任せられるか，なのです．それだけでほぼ十分といってもいい．あとは，そのときそのとき，状況に応じて，正確な，必要な情報を与えてもらう．そうすれば患者だって考えるんです．それだけで，自然とACPになっていく．シンプルなことだと思います．

ただし，正確な情報だからといって，「それは無増悪期間だ」と告げる，ということではありません．

父を看取った家族の立場での話をします．

いつも元気な父でしたが，急な発熱のため受診しました．精密検査の結果，胆管がんと診断されました．主治医からは，今後の治療の計画などの説明を受けました．そして，手術をしたのですが，5日後に予想もしないことが起こり緊急の再手術となりました．しかし，再手術から3ヵ月後に急変．かなり厳しい状況になりました．母は，その状況を受け入れられないのか受け入れたくないのか，医師の言葉はシャットアウト．「何も聞いていない」，「そんなこと知らない」と，そんな感じでした．

受け入れたくないものは，どうしたって受け入れたくないのです．

私は，「母がどうであっても，そしてもし母が，父の死を受け入れられなくても，母の傍にいよう」と覚悟を決めました．

しかし母は，父の死を悟ったのでしょうか．ある日を境に，淡々と，父の命が終わることの準備をし始めました．その1週間後，父は死にました．

母なりに，後悔も悔しい思いもしたと思います．でも，誰が何といおうと，夫がどんな状況であろうと，生還すると信じ続けたのです．

母の想いのすべてがそこにありました．

そして私たち家族は，父の"死にざま"から多くを学び，父の死を生きる力に変えたのです．

はたからみれば中途半端に終わったその人の人生も，後悔だらけの死も，安らかな満足いく死も，どれが良い悪いということはないはずです．

医師には医師の，看護師には看護師の立場や任務があって，『よりよく生きるため』といいつつ，

患者の死を見越した計画を立てなければならないことがあると思います.

患者には患者の立場があって，死ぬとわかっていても生きることしか考えられないときがあるのです．死に関するすべてのことを排除しなければ，やってられないときがあるのです．

だから，いくら『がんと診断されたときから緩和ケア』といっても，いくらACPが必要だからといっても，"何がなんでも早期から"なんて考えないほうがいいような．相手を見ずして，"いま，すべての人に"なんて考えないほうがいいような．そんな気がします.

私はまだ"もうすぐ死ぬ段階"にはいません．ACPにも段階はあるのでしょう．もしいまの状況で「この先のことを考えて……」なんていわれてしまったら，私にとっては『ていのよい死への段取り』としか思えないのです.

医療者からみれば，告知から12年も経ち，ギリギリセーフの治療が続いているのならば，「先のことを考えておくのがよいのでは」と思われるかもしれません．しかし，死についていっぱい考え，"死"を認めたうえでいま，めいっぱい"生"を楽しんでいるところなのです.

あるがん患者と話す機会がありました．その人は，小さい子をもつシングルマザーでした．彼女はいいました．「先のことを考えなければならないことくらい百も承知だ．でもいまは，この子のために生きなきゃいけないんだ．看護師さんが『この先どうしたいのか』だの『どう生きたいのか』だのと聞いてくる．なぜそんなに追いつめるんだろう」と.

だから，『必要な人に，その人にとって必要なタイミングで，その人にとって必要なことを』なのです.

「後悔なく，よりよく生きるためのACPだよ」，「価値観を共有するプロセスなんだよ」というのなら，患者一人ひとりに適したACPがあるのだと思います.

既成概念や一般論，社会通念，世間の風潮などにとらわれて，それが基準になっていると，患者の本来の思いである真意を見間違うこともあると思うのです.

常識を超えたところにその人の真実がある，ということもあると思うのです.

患者にとっての最善を考えるといいつつ，世間一般の価値観や社会通念，医療者の思う"よりよい"や"当たり前"で無意識にそちら側へ導こうとはしていないでしょうか.

よりよく生きられなくても，穏やかに死ねなくても，苦しみながら死んでいったとしても，『ひどい死に方をしたから可哀想な人』ではないし，常識から大きく外れた死に方であったとしても，後悔の残る死も，「どんな死に方も意味があるんだよ，すべてOKだよ」と認められる心をもったうえで，「よりよく生きられることも，安らかに死ぬこともOKだね」と，すべてを受け入れられるACPであってほしいと思います.

ACPは，患者やその家族にとって必要なことだと思います．しかし，「必要なことだから」と，ACPをすること自体が目的になってはいないでしょうか．

ACPのためのコミュニケーション技法も，ACPの進め方マニュアルも，ACP自体，単なる手段のはずです．

相手にきちんと関心をもち，そこに心があって，相手がどんなときでも受け止める覚悟がある．そんなACPであってほしいと思います．

（榎本悦子）

第2章

ACP 総論

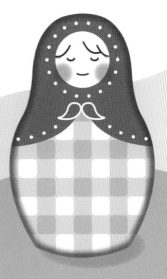

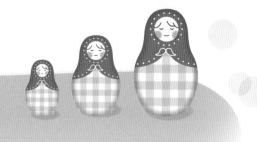

2 ACPの功罪

Ⅰ ACPの効用

　筆者は適切なアドバンス・ケア・プランニング（ACP）が行われた場合には，患者，家族を含めた周囲の人，そして医療従事者にとってもよい効用があると思っている．ACPを行うと患者が自分の残りの人生に関して自己コントロール感が高まる[1]という報告や，患者の意向が尊重されたケアが実践され，患者と家族の満足度が向上し，遺族の不安や抑うつが減少する[2]という報告もある．「いまのうちに遠くにいる息子さんも交えて今後のことを話し合っておいたほうがよいと思われます」など，医療従事者しか気づけないタイミングでの適切な話題提供により，本人が話せるうちに家族みんなで本人の意向を確認して今後どうするか相談することができてよかったといわれることもある．

Ⅱ ACPの影

　厚生労働省がACPの愛称を「人生会議」と決めたり，診療報酬上の要件となったりすることで，ACPは急速に医療従事者の間で広まってきている．しかし，**言葉だけが先行し本来の適切なACPとはかけ離れたことが行われている現実**を目にすることがある．筆者が以前からACPの影と呼んでいるものを**表2-1**に示す．

1 関係性ができていないのに土足で踏み込む

　人は同じ質問でも「誰」に聞かれるかによって答える内容が変化するものである．また相手によっては答えたくない質問もあるのが普通である．とくに残りの人生が長くないときに，関係性ができていない人に「どこで最期を迎えたいですか？」といきなり聞かれても返答に困ったり，表面だけの会話になることは容易に想像できる．**関係性ができていないのにズカズカと相手の気持**

表2-1　ACPの影

1. 関係性ができていないのに土足で踏み込む
2. 事前指示をとることを目的にする
3. 医療者の価値観を押しつける
4. 揺れることを許容しない
5. 代理決定者と共有されていない
6. 病院内・地域で紡がれていない

（文献3）より）

ちに土足で踏み込むことは，ACPの効用どころか侵襲を与えることに自覚的になるべきである．相手の準備段階を確かめ，感情に配慮しながら，これまで大事にしてきたことや，今後大事にしたいこと，何を気がかりと思っているのかなど，少しずつ対話していくことが肝要である．それは職種に関係なく，本人に「招かれた」と思った人が対話をしていき，必要に応じて共有してもよいことは関係者で共有するのが望ましい．

　初対面でも状況が差し迫っている際には，どのような医療行為をするかどうかなどの話をせざるを得ない場面もある．その際でも一方的にこちらの方針を話したり，患者・家族の意向を聞くだけではなく，医療者側は現在の医学的状況と一般的判断を説明し，患者・家族からは本人の価値観や選考，大事にしているものなどを聞いたうえで一緒に方針を検討していくという情報共有‐合意モデル（図2-1）[4]に基づいて共同の意思決定をするという姿勢が重要である．

2 事前指示をとることを目的とする

　ACPとは事前指示を書いてもらうことだと考えている医療者がいる．事前指示書を実際に書いてみるとわかるが，医療者でもなかなか書きづらいものである．まして人工呼吸器などの医学用語を正確に理解していない人が多い非医療従事者にとって，事前指示書に記載してある医学用語の意味することを理解していないまま記入する可能性もある．元気なときにどのような病気になるかもわからないなかで意思表示ができなくなったときのことを想像して書かないといけないので，**書いたときの気持ちと実際に事前指示書が使われるような場面になったときの気持ちが同じだと言い切れる保証はどこにもないのである**．**事前指示書を渡して書いてきてくださいというのは，死に方を考えてきてくださいということと同義であることに自覚的になるべきである**．事前指示書は話し合うきっかけに使ったり，何度も本人・家族，そして医療者もその人の価値観を含めて理解したうえで，是非書面に残しておきたいと本人が希望した場合のみ有効であると筆者は考える．それもいつまでも同じ気持ちとは限らないので，実際にその場面になったときには，

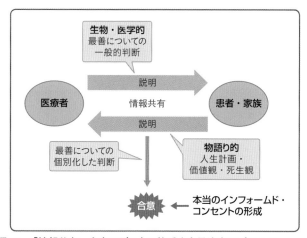

図2-1　「情報共有・合意モデル」に基づく意思決定のプロセス
（清水哲郎，佐藤伸彦，会田薫子：終末期の"物語り"を充実させる「情報共有・
　合意モデル」に基づく意思決定とは．週間医学界新聞，第3013号，2013）

再度本人に意向の確認をするのと，本人が意思表示できない場合には家族を含めた周囲の人，関係する医療者で本当にその事前指示書に従うのでよいのかを考える必要がある．

3 医療者の価値観を押しつける

　熱心でベテランになればなるほど自分の価値観を相手に気づかないで押し付けていることがある．「食べられなくなったら人生終わりです．胃ろうは作らないほうが人として自然です」のような，ここまで極端なことをいわないまでもそれに近い発言をする医療者もいる．医療者自身がそのような価値観をもって，自分が食べられなくなったときに胃ろうを作らないことはそれでいいし，そのような価値観をもつことは全く問題ない．しかし，それを患者にも押し付けることは厳に戒めなければならない．みんなが自分と同じ価値観ではないことを理解し，相手がどのような人生を歩み，どのような価値観をもっているのかを十分に聞いたうえで，たとえば本人は家族に囲まれていることが何より好きで，家族も近くで一分一秒でも長く生きていてほしいということであれば，経口摂取が難しい場合には胃ろう造設も選択肢として提示するのは必要なことと思われる．自分と相手は違うということを前提に，本人・家族が何を望んでいるのかに真摯に耳を傾ける姿勢が必要である．決して相手にとって「呪いの言葉」とならないように気をつけるべきである．

4 揺れることを許容しない

　病気になって初めてわかることはよくあることであるし，人の気持は未来永劫変わらないといえる人は少ないのではないか．まして命がかかっている場面で揺れ動くのは当然である．とかく医療者は決めたがる傾向があり，揺らいでいる患者・家族をみるとときに陰性感情をもつ者もいる．移ろい揺れるから人である．初めから揺れ動いてよいことを話し，その揺れに付き合いながら何度も対話を重ねていく必要がある．

5 代理決定者と共有されていない

　本人がしっかりしていればしているほど，本人とのみいろいろな話をしていることが多いが，終末期には約70％の人が意思表示をできなくなる[5]という報告もあるため，本人が意思表示できなくなったときに呼ぶべき人ときちんと本人の意向をすり合わせておく必要がある．本人に家族にも自分の意向を話しておくように勧めるのと，外来などでは家族の同席の場面をなんらかの機会に作ったり，場合によって遠方に家族が住んでいる際には，電話で早めの病状説明とこれまでの本人の意向などを伝えてすり合わせが必要である．

6 病院内・地域で紡がれていない

　病院内で特定の人だけがACP的な話を積み重ねていたとしても，それが共有されていなければ，その人がいないときに本人が意思表示できなくなり方針決定しなければならない場面では，全くいままで話してきた内容が方針に反映されないことになりかねない．自分にだけしか話さないことは共有してはいけないが，本人が許可したり，共有することが本人の利益となることは共有しておくことが重要である．

病院内で共有されていたとしても，ほかの医療機関にかかる際に，いままでの話し合いが共有されなければ，本人が意思表示できなかったり，家族も急変で動揺しているなどの場面では本人の意向とはかけ離れた方針となることもあり得る．事前に方針を決定しておくことがACPではなく，もし本人が意思表示できなくなったとしても，本人ならこう選ぶのではないかと思えるような対話を重ねるのがACPであるので，そのような情報をほかの医療機関にも申し送るのはとても大切なことである．地域でそのような文化が当たり前になれば，救急搬送された病院でも，紹介元の医療機関ではこのような話をしてきたんですねと，いままでのACP的な対話を引き継ぎ，いまの医学的な状況を説明したうえで何が最善かを考えられる可能性がある．元気になって紹介元の医療機関に戻る際には，こちらの病院ではこのようなACP的な対話がありましたと再度申し送ることで，**地域全体でACPを紡いでいく**ことが必要ではないだろうか．

・・・ おわりに

ACPとは人生の最終段階に限ったことではなく，普段からの本人の価値観がわかるような対話をしていく営みである．決して死に方を決める会議ではない．ACPとわざわざいわなくても，自然にそのような関係性を築き，何かを決めなければならない場面では，それまでの対話を踏まえて本人・家族の意向に沿った方針を決めることを行ってきた医療者はたくさんいる．ただしそのような医療者は全体からみるととても少数派だと思われるため，ACP・人生会議がいろんなところでいわれるようになった時代に，**侵襲的でない適切なACPが行われ，1人でも多くの患者，そして家族が納得のいく選択ができるようなかかわり**をわれわれ医療者は問われているのである．

～～～～～ **参考文献** ～～～～～

1) Morrison RS, Chichin E, Carter J, et al：The effect of a social work intervention to enhance advance care planning documentation in the nursing home. J Am Geriatr Soc, 53（2）：290-294, 2005.

2) Detering KM, Hancock AD, Reade MC, et al：The impact of advance care planning on end of life care in elderly patients：Randomised controlled trial. BMJ, 340：c1345, 2010.

3) 川口篤也：ACPの影. 緩和ケア, 29（3）：208-210, 2019.

4) 清水哲郎, 佐藤伸彦, 会田薫子：終末期の"物語り"を充実させる「情報共有・合意モデル」に基づく意思決定とは. 週間医学界新聞, 第3013号, 2013.

5) Silveira MJ, Kim SY, Langa KM：Advance Directives and Outcomes of Surrogate Decision Making before Death. N Engl J Med, 362（13）：1211-1218, 2010.

（川口篤也）

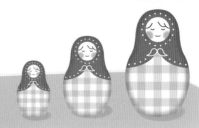

3 ACPの世界的な潮流

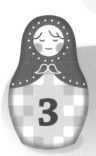

Ⅰ ACPのはじまり

　アドバンス・ケア・プランニング(ACP)は，1990年代に生まれ，欧米で発展した概念である．ACPが提唱された背景として，1960年後半よりアメリカにおいて，患者の意向を踏まえずに一方的に行われるパターナリスティックな医療への批判が高まり，リビングウィルや事前指示書(advance directives：AD)が提唱され作成が薦められてきた経緯がある．アメリカにおいて，リビングウィルについては1976年に法制化され，さらには患者自己決定法(Patient Self-Determination ACT：PSDA)が1990年に策定され，医療における患者の意思決定の権利とADの有効性が保障された．このことにより，ADは広く認識されるようになった．しかし，その後の研究(The SUPPORT study[1]など)で，法制化によっても，ADを完成させた患者は少数にとどまり，ADの有無と実際の尊重には関連がなかったということが明らかになり，ADの限界が指摘されるようになった．そこで，Emanuelらが，終末期医療における患者の意向について，単に相談や書類記載を行うことを目的とするのではなく，これらの結果に至るまでの患者，家族，医療従事者による話し合いのプロセスを重視するACPを提唱し，世界に広まった．

Ⅱ ACPの現在の定義や推奨

　ACPについてはその後多くの研究が行われ，その概念や定義については現在もなお議論が続き，再定義が行われている．最近提唱された定義のうち，欧州緩和ケア学会(EAPC)からの委任により専門家による国際的コンセンサスとして作成された定義[2]を紹介する．「意思決定能力をもつ個人がそれぞれの価値観を同定し，重篤な疾患の意味や結果を思案し，将来の治療やケアの目標や意向を明確にし，家族や医療従事者と話し合うことを可能にするもの」と定義され，身体的・心理的・社会的・スピリチュアルな領域を含めるとされる．また，個人が代理人を明らかにすること，意向を文書化することや定期的な見直しを行うことが薦められている．同時にACPに関する推奨も行われており，①ACPの要素，②役割とタスク，③ACPのタイミング，④政策と規範，⑤ACPの評価の5つの項目それぞれについて推奨が詳細に記載されている(表3-1).

Ⅲ ACPの影響

　ACPに関連する研究は，がん，認知症，高齢，腎疾患，肝疾患，呼吸器疾患，心・血管疾患，神経疾患などさまざまな進行性の疾患に罹患する患者に対して数多く行われ，その有用性が

表3-1 ACPにおける推奨

大項目	小項目
ACPの要素	● ACPについての理解を探索し，ACPに関する説明を行う ● ACPに取り組む準備ができている人に行う ● 健康関連の経験・知識・関心についての探索 ● 身体的・心理的・社会的・スピリチュアルな領域におよぶ価値観の探索 ● 将来のケアの目標の探索 ● 適切な場合には，診断，疾患の経過，予後，可能な治療の利点・欠点，ケアのオプションに関する情報 ● 適切な場合には，将来の治療やケアの目標や意向を明確にすること ● 代理人という選択肢とその役割について話し合うこと ● 代理人にどの程度のことを許可するかについて探索すること ● 適切な場合には，代理人の指名とそれに関連した文書 ● 事前指示書という選択肢とその役割についての情報 ● 適切な場合には，事前指示書の完成 ● 家族と医療従事者に事前指示書の写しを提供するように薦めること
役割とタスク	● 医療従事者は，person-centred approachを取り入れる ● 医療従事者は，必要なスキルを身につける必要があり，診断・予後・死にゆくことについて話すことを積極的に受け入れていることを示す必要がある ● 医療従事者は，ACPに関する明確で一貫した情報を提供する ● 医師以外の訓練されたファシリテーターによって支援することができる ● ACPの開始は，医療現場内でも医療現場外でも可能である ● ACPの医療的要素のためには，適切な医療従事者が必要である
ACPのタイミング	● 人生のどの時期でもACPに取り組むことができる ● ACPの話し合いや記録は定期的に更新するべきである ● ACPについて国民の意識を高めるべきである
政策と規範	● 事前指示書には，緊急時に容易に特定できる構造化されたフォーマットと，目標・価値観・意向を自由に記載できるフォーマットが必要である ● 医療機関は，ACPを開始するトリガーとなりうるものを展開するべきである ● 政府や医療機関などは，財政的な支援や組織的な支援を保証するべきである ● ACPのプロセスの結果は，法的に認められるべきである
ACPの評価	● 研究やプロジェクトの目的に応じた項目を評価することを推奨する ● 研究やプロジェクト間で蓄積された結果を比較できるように，推奨する項目に基づいて，妥当な心理学的特性を有し，十分に簡潔で，関連する集団における妥当性が確認されたアウトカム指標を同定し開発することを推奨する

（文献2）より改変）

示されている．その1つとして，Deteringらは，80歳以上の入院患者154人を対象としてACP群と対照群を比較したランダム化比較試験を行い，対照群に比べACP群において，終末期における患者の意向が尊重され，患者・家族の満足度が高く，家族の抑うつなどの精神症状が軽減することを明らかにした[3]．また，最近の系統的レビューの概説[4]では，1660編の原著論文を含む80編の系統的レビューについて検討しており，ACPを行うことは，代理人と患者の希望の一致度の改善，患者の希望と実際に受けたケアの一致度の改善，患者の希望する場所での死亡割合の高さ，ACP関連の書類の増加，話し合いの回数の増加，希望していない生命維持治療の減少，リソースの利用減少および入院率の減少などと関連すると報告されている．また，Linら[5]はランダム化比較試験を系統的にレビューし，進行がん患者に対するACPの概念モデルとそのメカニズムについて分析している（表3-2）．一方で，患者・家族にとってACPはつらい体験になる可能性も指摘されている[6]．

表3-2 ACPの概念モデルとメカニズム

概念モデル
1. Shared Decision-Making Model (共同意思決定モデル)
2. Ecological model of patient centered communication (患者中心のコミュニケーションの生態学的モデル)
3. Self-determination theory of health-related behavior change (健康関連行動の変化の自己決定理論)
4. その他

ACPの効果のメカニズム
1. 疾患やEnd-of-Life careに関する患者の知識の増加
2. 予後やEnd-of-Life careに関して話し合うことに関する患者の自発的な意欲の高まり
3. 患者のニーズやペースに合わせた情報の獲得
4. 話し合うことや健康関連行動の変化を起こすことに関する患者の能力の向上
5. 患者や家族の満足度の増加
6. 医療面での意思決定における不確かさの減少
7. 患者と医療従事者間での情報や理解の共有
8. 患者の自律性を尊重，患者と医療従事者間での相互の承認
9. 患者と医療従事者との関係
10. 対話によって医療面での意思決定に関する患者の希望と関心事にしっかりと対処するようになること

(文献5)より改変)

Ⅳ ACPのタイミングとバリア

　ACPを開始する時期については，早すぎると不明確なものとなりやすく，利益よりも不利益の方が大きくなる場合もあるといわれている[7]．患者や医療従事者が好むタイミングは，患者の調子が悪いとき，機能に大きな変化が生じたとき，治療のオプションが使い果たされたとき，病気の経過において後半の時期，などといわれている[7]．一方で，遅すぎるとACPは行われない傾向となるため，タイミングを逃さないように適切な時期での実施が必要であるとされている[8]．海外においては，Supportive and Palliative Care Indicators Tool (SPICT™)[9]などのツールにより，進行性の死に至るリスクのある患者を同定し，患者・家族に対し治療と並行して緩和ケアを提供し，治療の適切な見直しに加えて，病状進行に備えたACPを行っていく取り組みもなされている．

　ACPにおいて医療従事者が感じるバリアとして，患者のあいまいな要求に対処するスキルの不足，適切なタイミングを決めることの難しさ，ACPを開始するのは患者からという考え，患者の希望を奪うことへの恐怖などが報告されている[10]．**医療従事者へのコミュニケーションスキルトレーニングや支援ツールが有効である可能性がある**．そういったものを組み合わせたSerious Illness Care Program (SICP) という複合介入が試みられている．腫瘍外来においてSICPの効果を検証するクラスターランダム化比較試験が行われ，対照群と比較し介入群では，希望と一致したケアや平穏さには有意差はみられなかったが，不安や抑うつをもつ患者の割合が減少した[11]．**ACPの方法については，文化や社会環境も考慮する必要があると考えられる**．今後も，対象や国・地域の異なるセッティングでACPに関するさらなる研究が実施され，さまざまな状況に適したACPを通して患者の意向に沿ったより良い医療・ケアが実施されるようになることが期待される．

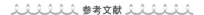
参考文献

1) A controlled trial to improve care for seriously ill hospitalized patients. The study to understand prognoses and preferences for outcomes and risks of treatments（SUPPORT）. The SUPPORT Principal Investigators. JAMA, 274（20）：1591-1598, 1995.

2) Rietjens JAC, Sudore RL, Connolly M, et al：Definition and recommendations for advance care planning：an international consensus supported by the European Association for Palliative Care. Lancet Oncol, 18（9）：e543-e551, 2017.

3) Detering KM, Hancock AD, Reade MC, et al：The impact of advance care planning on end of life care in elderly patients：randomised controlled trial. BMJ, 340：c1345, 2010.

4) Jimenez G, Tan WS, Virk AK, et al：Overview of Systematic Reviews of Advance Care Planning: Summary of Evidence and Global Lessons. J Pain Symptom Manage, 56（3）：436-459, 2018.

5) Lin CP, Evans CJ, Koffman J, et al：The conceptual models and mechanisms of action that underpin advance care planning for cancer patients：A systematic review of randomised controlled trials. Palliat Med, 33（1）：5-23, 2019.

6) Johnson S, Butow P, Kerridge I, et al：Advance care planning for cancer patients：a systematic review of perceptions and experiences of patients, families, and healthcare providers. Psychooncology, 25（4）：362-386, 2016.

7) Johnson S, Butow P, Kerridge I, et al：Advance care planning for cancer patients：a systematic review of perceptions and experiences of patients, families, and healthcare providers. Psychooncology, 25（4）：362-386, 2016.

8) Billings JA, Bernacki R：Strategic targeting of advance care planning interventions：the Goldilocks phenomenon. JAMA Intern Med, 174（4）：620-624, 2014.

9) THE UNIVERSITY of EDINBURGH：SPICT™.
http://www.spict.org.uk/

10) De Vleminck A, Houttekier D, Pardon K, et al：Barriers and facilitators for general practitioners to engage in advance care planning. a systematic review. Scand J Prim Health Care, 31（4）：215-226, 2013.

11) Bernacki R, Paladino J, Neville BA, et al：Effect of the Serious Illness Care Program in Outpatient Oncology：A Cluster Randomized Clinical Trial. JAMA Intern Med, 179（6）：751-759, 2019.

（松本禎久）

第3章

がんの
フェーズごとのACP

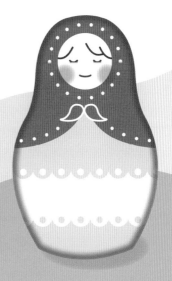

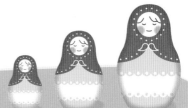

4 一般的な外来受診時から始める場合

···· はじめに

　人生の最終段階における医療に関して家族と話し合ったことがある人は約40％，逆に全く話し合ったことがない人は約50％を占めている[1]．このように人生の最終段階における医療についての一般国民の関心はさまざまである．ただし話し合ったことがない人のなかには，いままで考えたことがなかった人や，知識がないため考えられない人も存在する可能性がある．

　一般外来にはさまざまな患者が訪れる．小児から高齢者，健診を受けに来る健康な成人から，重い病いを抱えた患者まで実に多彩である．それぞれのライフサイクルのなかで，自分自身の終末期に関する希望を確認する機会は多く存在する．医療者が意識的にアドバンス・ケア・プランニング（ACP）を実践していくことで，患者自身が人生の最終段階に関する希望を考えるよい機会となると思われる．この項では，外来におけるACPの困難性や，具体的な方法論などを提示していきたい．

I 外来でACPを確認する難しさ

　忙しい日々の外来のなかでACPを実践するのは難しい．実際，筆者が勤務したいくつかの病院・クリニックでも定期通院している患者に対して，日々の外来でACPを実践している施設はほとんどなかった．事前指示を外来で取れない要因として，医師側・患者側それぞれに障壁があることが知られている（表4-1）[2]．医師側においてはとくに日本では短い外来診療時間内のなかでACPについてゆっくり時間をかけて聞くことができないところが最も障壁になっていると考えられる．また患者側の障壁としては，延命処置の内容などの知識不足といったヘルスリテラシーの問題や，社会的孤立などがある．またそのほかにも，日本ではACPが法制化していないため，ACPという概念自体がまだ国内で定着していないこと，ACPをどのように実践するかといったガイドが国内に存在しないこと，そして高齢者のケアにおいて重要な役割を果たすケアマネジャーがACPに関する話をする研修を受けていないことなどもACPを困難にする障壁といわれている[3]．

　医師としては表4-1に示したような患者が感じる障壁について理解を示し，説明の際には患者のわかりやすい言葉を用いる，患者の言葉の裏にある感情に十分に配慮する，といった姿勢が求められる．

表4-1 事前指示を完遂させるうえでの障壁

医師側の障壁	患者側の障壁
● 話題に対する不快感 ● 制度上のサポートの欠如 ● 診療報酬がない ● 時間がとれない ● 議論を始めるべき患者が待機中	● 家族や友人に負担になるのではという不安 ● ヘルスリテラシーの問題 ● 興味や知識の欠如 　「そのことについて考えたくありません」 ● 社会的孤立，頼れる代理人がいない ● スピリチュアル，文化的，民族的な慣習 ● 議論を始めるべき医師が待機中

(文献2)より筆者作成)

Ⅱ 誰に，いつ，どのように聞くか

　プライマリ・ケアにおいてACPを実践するうえで推奨されているアプローチとして，**表4-2**[2]に年齢や患者の状況などのステージとそれに対する質問方法ととるべき行動を示した．これはアメリカにおけるアプローチ方法のため，そのまま日本の外来診療において外挿はできないが，ACPを実践する際の問いかけ方などは参考になる．

1 年　齢

　アメリカやイギリスなど，いくつかのACPに関するガイドラインをみると，18歳以上という年齢を基準としているものや，意思決定能力があるかどうかを基準としているものなどがある．また50〜65歳の定期受診患者からACPを実践し始めるとよい，としているものもある[2]．日本では未成年などの法的な制約もあることから，筆者としては**20歳以上で意思決定能力のある定期通院患者**を対象にACPを実践していくとよいと考えている．

2 タイミング

　終末期の患者に対して，事前指示を含んだACPを実践することは多く経験されるが，外来通院中の患者においてそういった機会はあまり多くない．**表4-2**でも書かれているように，慢性疾患や悪性腫瘍の診断時などはACPを実践するよいきっかけとなる．その他，家族や友人などが大きな病気になったり，亡くなったりしたときもそれをきっかけに患者自身の今後の人生や死についての考えを聞けるよいタイミングである．また，誕生月に受診された患者に対して，お祝いの言葉とともに「何歳くらいまで生きたい，といった目標はありますか」と聞くことも，患者の人生観を知ることができるいい方法である．

　また筆者は，疾病予防のためにがん検診などを受けるよう勧めた際に，告知や治療を希望するかどうかを確認している．そして，それをきっかけに人生の最終段階における患者の希望など，告知以外の患者の思いが聞けることがある．

3 ACPを問いかける際のコツ

　医療者としては，ACPを実践することが患者の希望を叶えることになる，という思いから終

表4-2　プライマリ・ケアで事前指示を書くために推奨されるアプローチ

ステージ	議論のポイント	アクション
50〜65歳の患者 定期通院のときに	もしあなたがとても調子が悪くなったとき，誰に自分の医療的決断を任せますか？ 事前指示を作成することを考えたことはありますか？ あなたが大きな障害や病気を抱えたとき，どのように支えてもらいたいですか？	事前指示用紙を渡す 用紙をみて，質問がないかたずねる（後であったときにもう一度確認する） 可能なら，複数の患者と事前指示の話題についてのグループワークを提案する
進行性の慢性疾患の診断時(例：心不全，がん，認知症，COPD)	あなたの健康状態が変わりました．あなたの体調についてのどのように理解していますか？ 今までに経験したことについて何か考えていますか？ ケアの目標は変わりましたか？ あなたの親しい人とあなたの考えについて話し合っていますか？	患者，代理人，家族メンバーと会わせてもらいたいと申し出る 健康状態の変化によって事前指示がどのように変わったかを議論し，用紙を書き直す
虚弱性や介護状況が高まったとき	もし人生が残りわずかになったら，あなたにとって一番大事なことは何ですか？ あなた自身のケアの目標が変わったかどうか代理人と話しましたか？	患者，代理人，家族メンバーと会う 予後と個別ゴールについて話し合う 延命処置と蘇生に関するオプションの詳細を確認し，事前指示用紙に追記する

（文献2）より筆者作成）

末期における患者の思いを聞こうと積極的な姿勢になりすぎる場合がある．患者のなかには，そのような話をしたり聞いたりする準備ができていない方もいる．また，がん患者での議論においては「もし悪くなったらどうするか」といった話が焦点となりがちで，患者にとって聞きたくない，考えたくない話題ばかりになることがある[4]．このようにACPを実践すること自体が患者にとって負担になる，**侵襲性があるということに留意する**必要がある．

　そういった侵襲性に気をつけるために，まずはACPに関する患者の準備状態を確認することが重要である．そのために，ACPの話を進める際には，最初に「〇〇したことはありますか」という経験をたずねるコミュニケーションを導入するとよい[4]．たとえば，「もし病状が進行してしまったらどうしようと考えることはありますか」，「自分が会話のできない状態になってしまったときのことを考えたことはありますか」などである．「経験がある」と答えた場合には，さらに詳しく話してもらうよう問いかける．また「経験がない」と答えた場合には，その後にさらに深くは聞かず，次回以降の受診の際に聞くようにするとよい．

　そのほかに事前指示聴取の際に起こり得る問題とその解決策について**表4-3**に示したので，そういった点にも留意してACPを実践していきたい．

Ⅲ 患者中心の医療とACP

1 死を意識しすぎない

　ACPにおいては，人生の最期をどう過ごすか，ということを確認しようとしすぎるあまり，死に対する患者の思いを聞いてしまうことが多い．そのような話では，医師患者ともお互いが暗くなってしまうこともある．それ避けるために，ACPの実践においては，死をあまり意識しすぎな

い姿勢が重要であると筆者は考えている．そのための方法として患者中心の医療の方法がある．

　患者中心の医療の方法（patient centered clinical method：PCCM）は1995年にStewartらによって開発された，良好な医師・患者関係を築くための臨床技法であり，現在は第三版が発行されている[5]．PCCMの要素の1つに，「健康・疾患・病いの経験を探る」というものがある．そのなかの「健康」について，第三版では健康の意味や目標について問いかけることの重要性を述べている．

2　健康観を探る

　ACPを実践する際に限らず，日々の外来のなかでPCCMは利用することができる．「あなたにとっての健康とはなんですか」という健康の意味を問う質問や，「健康に関しての希望，目標はありますか」という健康に対する目標を問う質問をすることで患者の健康観を探る．患者は「趣味の釣りをしているときが健康だと感じます」と話したり，「孫が大学生になるまでは元気でいたい」と目標を語ってくれたりしてくれる．こうすることで死に対して，ではなく**生を意識したACP**が可能となる．そういった患者の健康観こそがACPにおいて重要な要素だと筆者は考えている．

Ⅳ　診療所におけるACPの実践

1　多職種で実践するACP

　筆者の働いている診療所は紙カルテであり，外来患者全員に慢性疾患管理カードを作成し，そこに情報を集めている．そのカードのなかにACPを記載する欄を作成し，ACPを確認した際に，確認した内容や日付を記載するようにしている．そうすることで，別の医師が診療したときにも情報は引き継がれる．現在は主に医師がACPの実践を行っているが，今後は医師以外の職種もACPを実践し，多職種でACP欄を埋めていけるようにしたいと考えている．

　また事前指示カードのようなものは当院では作成していない．こちらについても，その地域独

表4-3　事前指示を適用する際の課題と対策

課　題	対　策
end of lifeという言葉 医療行為に対する希望をいつ適用するか	「ターミナル」，「回復の見込みのないとき」などのあいまいな言葉をはっきりさせる
ケアの要求の臨床的妥当性 どのタイプの処置を希望し，拒否するか	「心肺蘇生」，「思い切った処置をしない」などのあいまいな言葉をはっきりさせ，特別な状況と治療介入に関する意志を示す 患者との対話を続ける
代理人問題 代理人は事前指示の内容や患者の希望をわかっているか？	事前指示に関する話し合いに代理人も含める
事前指示のアクセスについて 事前指示はカルテに入っていて，医師・代理人・家族メンバーがすぐにアクセスできるか？	診療所や病院のカルテに事前指示を記載し，そしてそれが患者と一緒に紹介先のほかの医療機関に運ばれることを確認する

（文献2）より筆者作成）

自のものや，病院・診療所が独自に作成したものなどがあれば，活用していくとよい．活用方法としては，関心があれば実際に家で書いてもらい，それをもってきてもらう方法や，健康相談会など地域住民向けの勉強会で事前指示について学習する際に，実際に書いてもらう方法などがある．また，健診を受ける際に前もって渡しておく書類の1つとして事前指示カードを入れておき，記入してもらうという方法もある．ACPを外来診療におけるシステムとして組み込み，**多職種で実践していく**ことが，診療所においては重要になると思われる．

　今回記載した内容を参考にして外来でACPを実践していただき，その病院や診療所に通院する患者が自分の人生をしっかりと考え，自分の望む人生を最期まで送ることができるようになれば幸いである．

〰〰〰〰〰 **参考文献** 〰〰〰〰〰

1) 終末期医療に関する意識調査等検討会：人生の最終段階における医療に関する意識調査報告書 2014.

2) Spoelhof GD, Elliott B：Implementing Advance Directivesin Office Practice. Am Fam Physician, 85 (5)：461-466, 2012.

3) Hirakawa Y, Chiang C, Hilawe EH, et al：Content of advance care planning among Japanese elderly people living at home：A qualitative study. Arch Gerontol Geriatr, 70：162-168, 2017.

4) 末澤義之, 山口 崇, 余谷暢之：がん薬物療法とアドバンス・ケア・プランニング. 癌と化学療法. 43 (3)：277-280, 2016.

5) Stewart M, Brown JM, Weston W, et al：Patient-Centered Medicine：Transforming the Clinical Method 3rd ed. CRC Press, 2013.

（瀬野尾智哉）

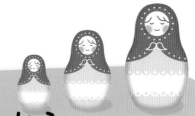

5 一般病棟に入院中から始める場合

··· はじめに

　一般病棟の機能や役割は，超急性期病院，ケアミックス病院，過疎地域の小病院などでさまざまである．すべての一般病棟にマッチした論述は難しく，ここでは大まかな一般論として進めていく．また，ACPに関しては，疾患を抱える患者へのアドバンス・ケア・プランニング（ACP）と健康成人へのACPでは内容やアプローチが異なるが，この項でのACPは前者を指しているものとして読み進めていただきたい．

Ⅰ 入院をACPの「きっかけ」に

　わが国では，人生の最終段階における医療・療養について考えたことのある国民の割合は59％で，そのうち家族や医療介護者と話し合ったことがある割合は39％にとどまる．話し合ったことがない理由では「きっかけがなかった」が56％と最多である[1]．この調査では回答者各々の健康状態が不明だが，疾患を抱える患者にとっても，ACPを始めるにはきっかけが重要であろう．入院に伴う病状変化（入院後の病状改善も含む）や環境変化の経験は，患者にとってのきっかけとなり得る．

Ⅱ 一般病棟でのACPの対象患者

　一般病棟への入院患者は疾患・背景・経過などがさまざまで，全員にACPが望ましいわけではない．たとえば，生命を脅かさない疾患の局所麻酔下手術でACPが必要な例は多くないだろう．一方，悪性疾患や慢性進行性疾患のため入院を繰り返している例では，ACP開始の検討が望ましい．

　ACPを始める時期に関しては，予後が長すぎても短すぎても適切ではなく[2]，サプライズクエスチョンを1つの目安とするとよいだろう[3]．サプライズクエスチョンは「患者が1年後に亡くなっていたとしたら医療者として驚くか？」というもので，驚かない場合はACPの開始が望ましいとされる．ただ，患者のレディネス（心の準備状態）が整っていない場合や防衛機制（否認などで直面化を避ける無意識の反応）が強い場合には，ACPの侵襲性や患者-医療者関係への悪影響が懸念されるため，慎重な判断を要する．

Ⅲ 一般病棟はACPに適しているとは必ずしもいえない

　入院はACPのきっかけとなり得るが，一方で一般病棟はACPに適しているとは必ずしもいえない．ACPは時間をかけて繰り返し行うものであるが，一般病棟では病状が落ち着けば基本的には退院や転院が求められ，じっくりと話し合いを重ねることが難しい（ただ，たとえば悪性腫瘍に対し入院化学療法中の患者の場合，外来や次回治療入院でACP継続可能）．また，他の医療機関がかかりつけである場合には，踏み込んだ話はかかりつけ医が望ましいこともあるだろう．

Ⅳ 一般病棟入院中にACPを始める

　ACPは，患者と医療者の信頼関係の上に成り立つものである．見ず知らずの相手に対し人生について打ち明けることには心理的抵抗があって当然で，初対面での踏み込んだ話は避けるべきだろう（緊急で意思決定を要する場合を除く）．患者との関係性，患者のレディネスや防衛機制を考慮しながら，ACPの開始を判断していく（「入院の契機となった病状が治療で改善傾向となり，医療者との関係性も築けた」などが開始のタイミングの例だろう）．患者の価値観（大切なもの・生きがい・仕事のこと・家族のことなどと，どうしてそう思うのか？）を共有し，そのうえで今後の目標や過ごしたい場所の希望などを聴取する．事前指示（アドバンス・ディレクティブ：AD）に関しては，共有してきた内容をもとに，納得できる形を患者と医療者でともに導いていくようなイメージがよいだろう（共同意思決定）．一度にすべての内容を共有・検討するわけではなく，またACPに侵襲性を感じた場合には中断や中止の検討も必要である．

　ACPを進めていくには多職種での協働が必須である．ケア中やリハビリ中に患者が本音を洩らしたり，「医師にはいえない」という内容も多々あるだろう．看護師・リハビリスタッフ・ソーシャルワーカー・薬剤師・心理士（師）・栄養士など，多職種で協働しACPに取り組む必要がある．外来や在宅医療と比し，入院中のACPは多職種が充実しており協働しやすいというメリットがある．

　入院中のACPの注意点として，とくに大部屋の場合はプライバシーへの配慮が求められる．大部屋から場所を移すか否か[注1]は，内容・患者の性格・移動の身体負担・他患者の状況などからケースバイケースで判断している．大部屋でそのまま話す場合にも，できる限りの配慮を行うべきである（患者に了承を得る，大声で話さない，カーテンを閉めるなど）．

Ⅴ 院内でACPの内容を共有する

　ACPの内容のうち多職種や院内で共有するべきものは，可視化しての共有が望ましい．各病院の電子カルテシステムにもよるため一般化した対応策の提示は難しいが，ACPの内容がほか

注1：個人的な思いとしては，可能な限り部屋の移動はしたくないと考えている．必要な場合はもちろん移動するが，場所を
　　　改めるとまるで「今日はACPをしましょう」というような畏まった感じがしてどうもそぐわない．何気ない会話のなか
　　　での小さなACP，そしてその小さなACPの積み重ねがACPの本質であるように思う．

の情報に埋もれずに確認できるような工夫が求められる．たとえば入院歴のある患者が急変で自院に救急搬送された場合，ADが未確定でもACPの内容がすぐに確認できれば，救急現場でも患者の価値観や思いにできるだけ沿った医療・ケアを検討できるだろう．

Ⅵ 他院や地域とACPの内容を共有する

転院や在宅医療への移行などで自院でのACP継続ができない場合には，ACPの内容を他院や地域の医療者・介護者と共有し，ACPをつないでいく必要がある．退院前カンファレンスでの共有が理想だが，カンファレンスが開催されない場合にも，診療情報提供書や看護添書など何らかの形での共有が望ましい．当院では，診療情報提供書などへの記載のほかに，福岡県が製作している「地域とつなぐ一言日記帳」を利用している[4]．価値観や希望を患者本人が記載し共有できるツールで，福岡県のホームページからダウンロード可能である．また，医療用ICTを活用してACPなどを共有できる地域もあるだろう．

Ⅶ ACPへの共通認識やACPに取り組む風土の構築が鍵

前述の通り，ACPには多職種での協働が必須である．ただ，多職種間でのACPに対する共通認識や，多職種でACPに取り組む風土が構築できている病院は少ないのではないだろうか．「ACP＝AD」という誤解は医療職にも存在し，それが一般病棟でのACPの障壁となり得る（「緩和ケア＝終末期医療」という誤解もまだある）．一般病棟でACPを行っていくには，ACPへの共通認識やACPに取り組む風土作りが鍵といえる．当院ではACP普及のためのプロジェクトを組み，院内の体制作り，ACP内容の共有方法の検討，講義・ロールプレイなどの教育活動に取り組んでいる（ちなみに，がん診療連携拠点病院はACPを提供できる体制の整備を厚生労働省より求められている[5]）．

Ⅷ 困難事例では専門職へコンサルトを

緩和ケアチームが存在する病院では，緩和ケアチームがACPに関してサポート可能である．難しい事例で困った際には，緩和ケアチームへのコンサルトを検討するとよいだろう．

Ⅸ ACPへの個人的な思い

1 患者のためのACP

患者が意思決定能力を失った場合にも希望する医療・ケアを受けるためには，ACPの普及が必要である．一方，すべての患者にACPが望ましいわけではない．患者ごとに必要性を検討し，患者の心理状態や背景を考慮し，そのうえで患者とともに取り組んでいくものがACPである．ACP普及のために今後ACPの診療報酬化が行われるかもしれないが，「患者のためのACP」とい

う意識を常に忘れず，医療者中心・医療者都合によるACPとはならないように努めなければならない．

2 ACPを行わなくても，価値観の共有は重要

ACPで話し合う内容はさまざまだが，価値観の共有が根底かつ最重要である．この価値観の共有からADなども生まれていく．ただ，価値観の共有はACPのためだけに行うものではない．ACPを行わない患者（「今後」についての話し合いはあえて行わない患者）であっても，患者の「今」を支えるには患者の価値観を知らなければならない．価値観を可能な範囲（レディネスや防衛機制が許す範囲）で聴取し，それを尊重しながら患者を支えていく．病状の経過で価値観は変化し得るが，そのときどきの「今」の価値観を尊重し患者の支えとなり続ける，という姿勢も必要であろう．

･･･ おわりに

ACPは大変重要だが，すべての患者にACPが望ましいわけではない．また，一般病棟はACPに適しているとは必ずしもいえない．だが，必要な患者にはタイミングを逃さずACPを始められるよう，「入院をACPのきっかけとする」という意識を医療者はもつべきであろう．

参考文献

1) 厚生労働省 人生の最終段階における医療の普及・啓発の在り方に関する検討会：人生の最終段階における医療に関する意識調査報告書. 2018.
2) Billings JA, Bernacki R：Strategic targeting of advance care planning interventions：the Goldilocks phenomenon. JAMA Intern Med, 174（4）：620-624, 2014.
3) Hamano J, Morita T, Inoue S, et al：Surprise Questions for Survival Prediction in Patients With Advanced Cancer：A Multicenter Prospective Cohort Study. Oncologist, 20（7）：839-844, 2015.
4) 福岡県がん対策推進協議会：地域とつなぐ一言日記帳. 2019.
http://www.pref.fukuoka.lg.jp/contents/hitokotonikkityou.html
5) 厚生労働省健康局長：がん診療連携拠点病院等の整備について. 2018.

（山口健也）

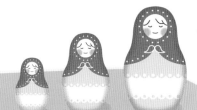

6 腫瘍内科・緩和ケア外来から始める場合

···はじめに

　腫瘍内科医は，抗がん薬治療を専門とする科であるが，それだけではなく，がんを抱えた患者の諸問題に対応する総合内科医でもある．

　進行がんと診断された患者に対して，抗がん薬治療の提案を行っていくことはもちろんであるが，その患者が人生において大切にしていること，これからをどのように生きていきたいのか，そしてその目標に対して抗がん薬が本当に助けになるのか，ということを，対話を重ねながら検討していくことになる．全身状態からは抗がん薬治療を行うことが可能であったとしても，治療の副作用やスケジュールなどの面で，本人の生き方を阻害するような場合は，緩和ケアに専念することをお勧めすることもある．

　しかし一方で，抗がん薬治療を始めてしまった患者に対し，その効果がなくなってきた場合にどのように話をしていくべきかに，腫瘍内科医は大きなストレスを感じている．日本のがん治療医670名に対する調査では，抗がん薬治療の中止を患者へ告げることが負担であると回答した医師は47％であり，17％はこの負担のためにがん治療医を辞めたいと考えたことがあるとすら回答している[1]．

　そのため，腫瘍内科医はときに，アドバンス・ケア・プランニング（ACP）のような精神的に負担のかかる作業を避け，患者の「回復への誤った楽観」を誘発してしまうことがある．医師が患者に対して「あなたの病気は完治することは難しい」ということを初回の抗がん薬治療の前にきちんと伝えていたとしても，その後の診察においてACPを行っていくことを無意識的にでも避けてしまうことで，患者は「私はもう治った（治る）のではないか？」と信じ込む．一方で医師は，「患者がたずねてこないのだから，知りたいとは思っていないのだろう」と思い，お互い，診察室のなかで抗がん薬治療や検査といったことばかりを話題にし，予後や終末期の療養場所などの話題は出さないようになる．これは，心理的にお互いの危機を引き起こすかもしれないACPについてあえて話題に出すよりは，目先の治療計画のことを話したほうが，精神的な安寧が得られるからである．しかし，その結果として，実際にがんが進行し，状態が悪化したときに「こんなはずではなかった」という悲劇を引き起こす要因となるのである．こういった医師と患者の関係性は「馴れ合い（collusion）」と呼ばれ，ACPを進めるうえで大きな障害となる[2]．

I 「馴れ合い」を避けるために

　こうした「馴れ合い」を打破するための方法は，2つある．1つは，腫瘍内科医自身が，自らの

「馴れ合い」を意識し，その関係性に陥らないように注意しACPを行っていくことである．この方法の場合は，腫瘍内科医が自らACPに取り組んでいくことになるが，その手法について述べる．

　まず，先述したがん治療医へのアンケート調査では，抗がん薬治療中止の言明を避けたい理由の1つとして，「患者が希望を失う」ことへの懸念があげられていたが，がんが治療抵抗性であり予後不良であることを患者へ告げても，伝え方によっては希望が失われることはない，とする報告もある[3]．

　オーストラリアのガイドラインでは，「積極的治療の中止」を告げるときに重要な点は2点あると記載されている．すなわち，① 現在の治療の効果は乏しく，これ以上の継続は利益よりも害のほうが大きいということ，②「もうできることはない」と伝えるのではなく，病を和らげるための治療とサポートを続けていく，ということを強調すること，である[4]．抗がん薬治療を中止することは，決して希望を失うということではなく，人生をよりよくするための方法の1つであるということ，決してあなたを見捨てることはない，と強調することなどが重要である．

　ただし患者側は，「治る可能性がある」というように思わせてくれる医師とのほうが「良好なコミュニケーションがとれている」と感じる傾向があることも報告されており，このようなアプローチは，結果的に医師-患者関係を悪化させるリスクがあることには注意が必要である[5]．

Ⅱ treatment borker

　もう1つの「馴れ合い」を打破するための手法は，treatment brokerと呼ばれる第3者が，腫瘍内科医と患者との関係に介入することである[6]．つまり，このtreatment brokerが介入し，ACPを行う役割を担うことで，腫瘍内科医と患者間の関係性を壊すことなく，また腫瘍内科医の精神的負担を軽減することができる．このtreatment brokerは，医師でも看護師でも，ほかの職種でも構わないが，たとえば家庭医や緩和ケア医がこの役割を果たすことも可能であろう．

　treatment brokerが介入する方法にも課題はある．1つは，患者が腫瘍内科医の外来以外に，また別の外来を受診するなどの手間やコストの問題がある．また，緩和ケア医がこの役割を担う場合，間者との関係性を作るまでの時間が必要であるため，腫瘍内科医から早めに紹介してもらわないと，関係性を深めている間に患者の具合が悪くなってしまう場合もある．その点，家庭医がこの役割を担えるとすると，すでに関係性ができているなかで介入ができるため，問題は少ないかもしれない．ただし，家庭医の多くは，抗がん薬治療中の患者へのアプローチへの経験が豊富とはいえず，介入を行うことが難しい可能性もある．

Ⅲ 専門的緩和ケアサービスに紹介すべき時期

　患者が進行がんと診断されたときから，腫瘍内科医と緩和ケア医が，これまで述べたような役割分担を行ったうえで統合された診療を提供できる「早期からの緩和ケア」を行っていくことは世界的に求められており，2016年に改正された「がん対策基本法」においてもその点が条文として明記された．「早期からの緩和ケア」の研究では，緩和ケアの外来においてどういった介入がされた

かについては，初期のころの面談では医療者と患者・家族との関係構築，病状や進行度の正確な理解の支援，そして症状緩和，コーピング（ストレス対処），家族のケアなどが中心に行われており，後期になってきたところで終末期についての話し合いや意思決定支援などが重要視されていたと報告されている[7]．そのアプローチの結果として，QOLや終末期ケアの質，抑うつや患者満足度といった項目についてよい結果が報告されている[8~12]．

ただし，すべての進行がん患者に対し診断時から専門的緩和ケアサービスが介入していくことは，人的資源の不足や費用対効果を考慮すると，難しい面があることも事実である[13, 14]．診断時からと診断後3ヵ月経ってからの看護師による介入では，QOLや症状の改善に差がなかったという結果や，がん種によって早期からの緩和ケアの介入効果に差があるといった結果も報告されており，すべての患者に対し，一律に同じアプローチを行うことの妥当性は疑問ではある[10, 15]．

そのため，実際にどのくらいの時期に，緩和ケアが介入すべきかについて，国際的な研究の結果が報告されている[16]．この研究は，日本を含む世界の腫瘍内科医や緩和ケア医60名に対し，「○○という症状があったら緩和ケアの専門家に紹介すべきだと思いますか」，「○○の時期には緩和ケアの専門家に紹介すべきだと思いますか」といった61個の質問を行い，その回答をデルファイ法でまとめたものである．デルファイ法とは，対象のテーマや設問について参加者に個別に回答してもらい，得られた結果を全員にフィードバックしてほかの参加者の意見もみてもらった後，再度同じテーマについて回答する，という過程を何度か繰り返す（ラウンドする）ことにより，ある程度収束した組織的な見解を得ることを目指す方法である．この研究では，3回のラウンドの結果，表6-1のような結果に収束した．

「need-based criteria」では，「1. 重度の身体症状」や「2. 重度の精神症状」をはじめとして，

表6-1　緩和ケアが導入されるタイミングに関する国際デルファイ法による基準

定　義	専門医による同意（%）
need-based criteria	
1.　重度の身体症状	100
2.　重度の精神症状	97
3.　希死念慮	96
4.　スピリチュアルな問題	91
5.　意思決定支援/ケアプランの必要性	95
6.　患者の希望	95
7.　せん妄	88
8.　中枢神経転移	74
9.　脊髄圧迫症状	72
time-based criteria	
10.　生存期間中央値1年以内の治癒不能がんで，診断から3ヵ月以内	88
11.　遠隔転移のある治癒不能進行がんで2nd line化学療法後の進行	88

（文献16）より）

「4．スピリチュアルな問題」や「5．意思決定支援」などもあげられている．進行がんと診断されたときに患者や家族が抱くスピリチュアルな危機や，意思決定を適切に支援することが必要な場合があることが示唆される．

　また，「time-based criteria」の「10．生存期間中央値1年以内の治癒不能がんで，診断から3ヵ月以内」または「11．遠隔転移のある治癒不能進行がんで2nd line化学療法後の進行」からは，「がんの種類や進行度によって紹介のタイミングを変えるべき」ということが示唆される．

　こういった基準を参考に，個々に適切な時期を図りながら，できる限り早期に専門的緩和ケアが介入していくことが適切な時期にACPが行われていくことにつながるかもしれない．

⋯ おわりに

　ACPを腫瘍内科・緩和ケアとして行っていくうえで，どのような問題点があるのかについて概説した．とくに，「馴れ合い」の問題は，腫瘍内科医に限らずどの医師も陥る可能性のある心理的課題であり，その対応として自己が意識することだけではなく，緩和ケア医や看護師など第3者との協力を行うことが，ACPを適切に進めるためのカギといえる．

参考文献

1) Otani H, Morita T, Esaki T, et al：Burden on oncologists when communicating the discontinuation of anticancer treatment. Jpn J Clin Oncol, 41 (8)：999-1006, 2011.

2) The AM, Hak T, Koëtor G, et al：Collusion in doctor-patient communication about imminent death：an ethnographic study. BMJ, 321 (7273)：1376-1381, 2000.

3) Smith TJ, Dow LA, Virago E, et al：Giving honest information to patients with advanced cancer maintains hope. Oncology, 24 (6)：521-525, 2010.

4) Clayton JM, Hancock KM, Butow PN, et al：Clinical practice guidelines for communicating prognosis and end-of-life issues with adults in the advanced stages of a life-limiting illness, and their caregivers. Med J Aust, 186 (S12)：S77, S79, S83-108, 2007.

5) Weeks JC, Catalano PJ, Cronin A, et al：Patients' expectations about effects of chemotherapy for advanced cancer. N Engl J Med, 367：1616-1625, 2012.

6) The AM, Hak T, Koëtor G, et al：Collusion in doctor-patient communication about imminent death：an ethnographic study. BMJ, 321 (7273)：1376-1381, 2000.

7) Yoong J, Park ER, Greer JA, et al：Early palliative care in advanced lung cancer：a qualitative study. JAMA Intern Med, 173 (4)：283-290, 2013.

8) Temel JS, Greer JA, Muzikansky A, et al：Early palliative care for patients with metastatic non-small-cell lung cancer. N Engl J Med, 363 (8)：733-742, 2010.

9) Zimmermann C, Swami N, Krzyzanowska M, et al：Early palliative care for patients with advanced cancer：a cluster-randomised controlled trial. Lancet, 383 (9930)：1721-1730, 2014.

10) Temel JS, Greer JA, El-Jawahri A, et al：Effects of Early Integrated Palliative Care in Patients With Lung and GI Cancer：A Randomized Clinical Trial. J Clin Oncol, 35 (8)：834-841, 2017.

11) Maltoni M, Scarpi E, Dall'Agata M, et al：Systematic versus on-demand early palliative care：results from a multicentre, randomised clinical trial. Eur J Cancer, 65：61-68, 2016. Ferrell BR, et al：Integration of Palliative Care Into Standard Oncology Care：American Society of Clinical Oncology Clinical Practice Guideline Update. J Clin Oncol, 2017；35 (1)：96-112.

12) Dionne-Odom JN, Azuero A, Lyons KD, et al：Benefits of Early Versus Delayed Palliative Care to Informal Family Caregivers of Patients With Advanced Cancer：Outcomes From the ENABLE III Randomized Controlled Trial. J Clin Oncol, 33：1446-1452, 2015.

13) Lupu D, et al：Estimate of current hospice and palliative medicine physician workforce shortage. J Pain Symptom Manage, 40 (6)：899-911, 2010.

14) Block SD, Billings JA：A need for scalable outpatient palliative care interventions. Lancet, 383 (9930)：1699-1700,

2014.

15) Bakitas MA, Tosteson TD, Li Z, et al：Early Versus Delayed Initiation of Concurrent Palliative Oncology Care：Patient Outcomes in the ENABLE III Randomized Controlled Trial. J Clin Oncol, 33 (13)：1438-1445, 2015.

16) Hui D, Mori M, Watanabe SM, et al：Referral criteria for outpatient specialty palliative cancer care：an international consensus. Lancet Oncol, 17 (12)：e552-e559, 2016.

（西　智弘）

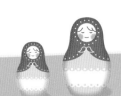
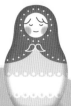

7 在宅医療から始める場合

・・・ はじめに

　高齢者の増加に伴い，本人家族の希望にかかわらず在宅にて終末期を過ごす必要性がある症例は今後増加していくものと考えられ，すでに日本各地で訪問診療を強化する医療機関が増えている．アドバンス・ケア・プランニング（ACP）の仕組みとして確立されたものの報告はないというのが現状であろう．方法論は掲げつつも個別ケースごとの対応が必要となり，どの施設でも一筋縄でいかない在宅医療の意思決定に苦慮されているものと思われる．今回はがん患者の在宅医療を行うにあたり，筆者の周囲で取り組みとして行われている支援についてまとめる．日常診療の一助にしていただけると幸いである．

　2017年度の厚生労働省の調べ[1)]では，「末期がんと診断され，状態は悪化し，いまは食事がとりにくく，呼吸が苦しいが，痛みはなく，意識や判断力は健康な時と同様に保たれている場合（回復の見込みはなく，およそ1年以内に徐々にあるいは急に死に至る）」において，一般国民のうち医療・療養を受けたい場所に「自宅」を希望したものが47.4%，そのうち最期を迎えたい場所に「自宅」を希望したものが69.2%であった．自宅を選ばなかったもののうち，理由として一番多かったのは「介護してくれる家族への負担」が53.2%であった．「自宅で過ごせるものなら過ごしたいが，よくわからないし家族に負担をかけそうなので不安」という意見が多いのだろうと予測する．実際にそのような感情のまま，がん患者の当事者・家族になってしまった，という症例に高頻度で遭遇する．

Ⅰ 症　例

　以下は，近隣の専門医療機関から届いた診療情報提供書である．

症例：82歳　男性
主病名：肺がん
既往歴：高血圧・脂質異常症

　平素より大変お世話になっております．高血圧にて当院内科通院中，右肺底部に腫瘤影を認めました．〇年×月に腫瘍が増大傾向であることを確認．家族と相談のうえ，侵襲的な検査や積極的な治療は希望されず，ご本人への告知を行い，BSCの方針と決定しております．〇年△月より背部痛が出現・増悪していたことから以下処方内容に

てコントロールを行っています．自宅退院にあたり，緩和治療をお願いしたくご紹介とさせていただきました．また，急変時はDNARを希望されています．どうぞよろしくお願いいたします．

Ⅱ 訪問診療を始める前から行うこと

さまざまな患者が紹介されてくるが，がん患者についてはほとんどがそれまで治療を行っていた病院が紹介元になっている．病状はすでに進行し，積極的治療が望めない状態になってから訪問診療を案内されるケースがとても多い．もともと自院へ通院していた患者でない限り，訪問診療の依頼をもって初めて出会う患者が対象になることが多い．本人・家族と対面する前に，できるだけ情報を集めるところから始めたい．

1 予後予測も含めた病状の把握

まずは病状の把握が第1である．ある程度は診療情報提供書から読み取ることができるが，これまでの抗がん薬の治療経過などが記載内容の中心になっていて，生命予後の見立てや苦痛の程度などはあえて記載されていないことも多いが，これらの情報は今後の在宅療養の方針を立てるうえで非常に重要であり，こちらから確認していく姿勢が必要になる．

2 病院の医師がどのような説明をしてきたかを知る

「患者・家族へ説明をした」という診療情報提供書の文面だけではいつ誰がどのタイミングで誰に対してどのように説明を行ったものなのかを読み取るのは困難である．さらに「緩和治療」，「BSCの方針」，「在宅医療」というような単語で治療方針の記載があるが，これらの専門用語についても医療者ごとに解釈が異なる場合が多い．細かいニュアンスを元にコミュニケーションエラーが起きる可能性があり，直接患者と対話する前にできるだけ医療者同士で確認することが望ましい．

3 患者と家族がどのような理解でいるのかを知る

意思決定支援を念頭においたとき，前述の医師がどのように説明したかよりも大切なのは「患者・家族がどのような説明を受けたと考えて受け取っているか」である．病院の医師が適応はないと考えていても，まだ積極的治療が受けられると考えている場合や，最期はいつでも自由に急性期病棟に再入院ができると考えている場合もある．看護師や医療連携室もあまり深く本人の感情や理解度まで立ち入れない場合も多く，病院側の方針と患者の理解や期待に大きなズレが生じている症例に出会うことも決して少なくない．

4 多職種連携でチームを形成する必要性

在宅医療は医師のみで行えるものではなく，地域の複数の職種が協力することで，はじめて穏やかな療養生活が可能となる．関係する多職種同士が治療方針と患者・家族の情報について等し

く共有し理解する必要がある.

　もしも患者が入院中であれば，情報の確認の場として紹介元の病院で開催される退院前カンファレンスが重要な役割を果たす．多忙な日常業務のなか，複数のスタッフが集合して情報交換・共有ができる機会は多くない．参加することで関係各所との連携強化につながり，必要性を前述したように病院側と細やかな情報の申し送りを行うことができる．患者・家族の表情や雰囲気からもどのような対話と意思決定支援を行うべきか判断ができる．残念ながら医師の参加率は低いため，病院側も医師には参加の声をかけない可能性もある．積極的に声かけを行い参加希望を伝えていくべきである.

　以上のように，紹介を受けた段階からすでに意思決定支援のための行動は始まっている．まずは事前情報を収集し，どのような声かけから介入を始めていけばよいのか考えることになる．当然ながら病院は専門的な治療を提供することを優先するため，患者の意思決定支援が十分ではない症例がどの地域でも多いと思われる．在宅で引き継ぐにあたり，今後の意思決定支援に向けて「これまでの経過で何が足りていないか？　何ができていないか？」を責めることなく確認し合える連携と心構えが重要である.

Ⅲ 訪問診療を始めてから行うこと

　訪問前から進めていた準備を元に，いよいよ直接患者と家族と対面して診療を進めていくことになる.

1 患者と家族の想いを確認する

　自宅での療養をいつまでどのように続けたいのか，最期まで自宅で過ごしたいのか，病院へ入院することも選択肢になるのか，紹介前の医療機関で相談が行われていたとしても，実際に自宅に戻ってからはまた考えが変わる可能性がある．導入時には改めて患者と家族の想いを確認することが重要である.

　自宅であり安心できる環境から，入院や外来の環境よりも患者や家族は素直に自分の感情を話してくれる可能性は高い．ただし，意思決定支援を目的にした取り組みも，話すこと自体が大きなストレスになる危険性もはらんでいることに注意が必要である.

2 変化していく状況と感情に多職種で対応する

　方針を確認をしたらそのままでよいということではない．徐々に変化する病状とともに身体的な疼痛・精神的な疼痛が増えていき，家族にとっても介護負担が増加することや苦しむ患者本人をみていくことへの精神的な負担が大きくなっていくものである．在宅療養の継続が困難になり，入院や施設入所を決断する必要がある場合もあれば，逆に当初は誰もが無理だと考えていた在宅療養が，最期に自宅で死を迎えるまで継続できる例も存在する．そのため，医師に限らず毎回の訪問と介入が常に本人や家族の気持ちを理解するために重要となる．院内外との多職種で細やか

な情報共有・相談を繰り返し行うことで患者と家族の意思決定を支援するチームが構築できる.

3 医療者としての感情に注意する

「自宅に退院してきたのだから，なんとしても家で最期まで過ごしてほしい」という感情は在宅にかかわる医療者ならば誰でももって当然であろう．ただし「家にいることが勝ち，病院や施設に入ってしまっては負け」というような感覚に陥ってしまわないよう注意が必要である．当然ながら状況によっては最期を過ごす場所が病院や施設であったほうが本人や家族にとってよい場合もある.

・・・ おわりに

在宅での療養は，できるだけ住み慣れた場所で長く安心して過ごしたいという当たり前の考えをどれだけ関係者が支援できるかが重要となる．揺れ動く感情を許容しつつ，決断した方針を実現させるために，関係する多職種が全員で，「点」ではなく「線」もしくは「面」でかかわり続けていく意識が重要となる.

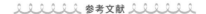 参考文献

1) 厚生労働省：平成29年度 人生の最終段階における医療に関する 意識調査 結果.
https://www.mhlw.go.jp/file/05-Shingikai-10801000-Iseikyoku-Soumuka/0000200749.pdf

（堀越 健）

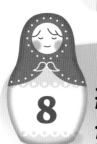
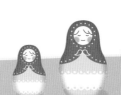

8 緩和ケア病棟に転院後から 始めなければならない場合

···はじめに

　緩和ケア病棟でアドバンス・ケア・プランニング（ACP）を行うためには，患者・家族と医療者の双方が，互いの現状を理解することが大切である．しかし，それを限られた時間で成し遂げることは決して容易ではない．本項では，残されたわずかな時間のなかで，効率的かつ網羅的にACPを行うためのエッセンスと，臨床に即したコツを取り上げたい．

Ⅰ 入棟面談から始まるACP

　患者や家族にとって，「転院」というのは，これまでの通い慣れた，信頼している病院や医療者から離れることであり，身体的にも精神的にも大きな負担になる行為である．だからこそ，その転院を決定する入棟面談は非常に重要であると考えている．この面談は，患者や家族が何を考え，どこまで病状を理解し，どのような価値観や気がかりを有しているかということを把握し，転院後のケアプランにつなげていく足掛かりになる．と同時に，場合によっては紹介元病院にその内容を伝えて対応を協議する必要がある．つまり，緩和ケア病棟でのACPはこの入棟面談時から始めるべきといえよう．

1 KPの選定と確認

　まず，見落としがちなのが，多くの患者・家族は，自分がKey Person（KP）であると自覚していない，あるいはKPとは何かを理解していないということである．場合によっては，よく面会に来る家族をわれわれ医療者が勝手にKPと定めていることも少なくない．KPとは往々にして代理意思決定者と同意であるから，KPは患者自身の価値観をよく理解している必要があるほか，患者に代わって病状を理解し，何らかの判断ができるだけの意思決定の能力を有していなければならない．と同時に，いくらそのような能力があっても，遠方であったり多忙であったりで病状説明に立ち会う都合がつかないようであれば，KPの条件としては十分とはいえない．転院時には，面談時とは病状や事情が変化していることがあり，できるだけKPが付き添えるよう入棟日時を調整する必要があるため，KPの選定と確認は入棟面談時にするべき重要な項目であると考える．

　とくに，昨今は身寄りがない患者が増えてきており，KPが行政担当者であることもある．終末期においては約70％の患者で意思決定が不可能といわれている[1]．緩和ケア病棟に転院するのを機に，代理意思決定を行う際には誰が，何を，どこまで担うのか，十分に話し合っておく必要がある．

2 病状理解の再確認

大切なのは，「医療者が，何を，どのように説明したか」ではない．「患者・家族はどのように説明されたと受け取っているか」ということである．だからこそ，病状理解は必ず患者・家族自身に順を追って語ってもらうことにしている．主に，(i)がん告知は患者も家族も受けているか，(ii)現在の病状(転移など)を理解しているか，(iii)今後の治療方針(BSCの決定など)について患者家族は医師から説明を受けて納得しているか，といった内容を中心にたずねると有用である．このプロセスには，理解度の確認だけでなく，つらい闘病生活の苦悩や気がかりになっていることを吐露してもらうという目的がある．このことにより，患者・家族と医療者との間で価値観を共有することができ，患者・家族の満足度が向上し，医療者との信頼関係が深まるとともに[2]，ACPを促進しやすくなるという効果がある．

3 退院調整は常に頭に入れながら

緩和ケア病棟では，時には，予後が日単位どころか時間単位の患者であっても，患者・家族の強い希望と妥当性があれば，できるだけ退院をサポートしようと奮闘されている施設が多いのではないだろうか．そしてそれは往々にして突然湧いてくる話でもある．そんなときに一から介護保険を申請しているようでは間に合わないし，かといってサービスなしに退院すれば，症状緩和が十分行えずに，かえって後悔を遺す結果にもなる．だからこそ，自宅がない，あるいは介護者がいないなどの特別な場合を除いて，入棟面談時にすべての患者に対して介護保険の申請状況を確認し，申請を提案しておくことが望ましいと考える．現に，ACPを行うことで，病院死が減少することが報告されている[3]．ただし，介護保険を申請すること自体が，家族の負担になると考えられる場合もあるため，決して強制するものではないことをここに申し添えておく．

Ⅱ 緩和ケア病棟入棟後から始めるACP

1 入棟後の病状説明と方針相談

筆者は転院日当日に必ず患者家族と面談を設けるようにしていた．これは，入棟面談を担当した医師と主治医が異なる場合に挨拶の意味も有するが，目的は3つある．

1つめは入棟面談時以降の病状の変化や不安，希望や質問を確認するためである．これにより，入棟面談時に想定していたケアプランを修正する必要が出てくるからである．病状や，患者・家族の苦悩やニーズの変化に合わせて，われわれは常にケアプランをアップデートする必要がある．

2つめは，病状理解と方針の再確認である．入棟面談ではみえてこなかった誤解や理解不足がないかを確認し，面談後に病状変化などがあった場合には，入棟時の血液・画像検査の結果なども踏まえて説明を追加するためである．症状緩和目的の治療方針へ転換するため，苦痛症状が強い場合には，栄養療法やオピオイドの使い方など，転院日当日に紹介元病院での説明や方針を大きく変える必要も出てくるが，その際には患者・家族が戸惑ったり不安になったりしないよう，思いを十分に傾聴したうえで，丁寧に説明し実施する必要がある．

3つめは，とくにオピオイドが開始されていない場合や，早晩鎮静が必要と思われる患者に対

しては，夜間や休日でも速やかに症状緩和ができるよう，前もって説明をし，同意を得るためである．とくにKPによっては，転院時以降面会に来ない場合もあるため，この機会を逃さないようにしておきたい．

転院日に面談を行った後も，病状の変化や入院期間に応じて，適宜面談の機会をもつようにする．入院中の変化や要望を共有し，ACPは随時変更できることを保証し続けることが大切である．

2 実現困難・非合理的な要求には，スピリチュアルケアを

時に，患者・家族が実現困難な，あるいは非合理的な要求をしてくることがあるが，こういった場合，その要求を叶えれば解決するような表面的な問題ではないことが多い．その背景には，自己の存在と意味の消滅から生じる苦痛，つまり「スピリチュアルペイン」が隠れているからである．このような要求は，死に対する恐怖や死別の悲嘆に対してのコーピングとして表出されたものにほかならない．これに対して，説得したり，安易な代替案を提案などしようものなら，「わかってもらえない」という患者・家族の苦悩を増幅させる結果になるだけである．この苦しみの根本に医療者が意識を向け，スピリチュアルペインに対するケア，つまりスピリチュアルケアができれば，患者・家族の苦悩は和らぎ，ACPの促進につながる．スピリチュアルケアは主に「反復」などのスキルを交えて行われるが，ここで詳細について記述することは本筋ではないので，参考文献[4]を参照されたい．

Ⅲ 臨死期のACP

たとえば，最期はどこで過ごしたいのか，どこか行きたいところがあるのか，誰に会いたいのか，何をしておきたいのか，何を伝えておいてほしいのか，何を決めておいてほしいのか，といったことから，実際の葬儀で，どの写真を使ってほしいのか，どの服を着たいのかといったことなど，最期のときが差し迫ってきたからこそ話し合えることもある．こういった話はきちんとした場を設けて患者・家族と医療者の三者で話し合えれば一番よいが，なかなか面と向かって話すことが難しいかもしれない．そういった場合は，患者はふとした折に医療者に希望を漏らすことがあるので，それを丁寧に傾聴し，家族と共有してよいか患者に確認したうえで，家族にフィードバックすることが大切である．何気ない世間話のなかで，こういった話が突然語られ始めることも少なくないため，日々の患者との語らいを大切にしたい．

一方で，葬儀の準備など必要に迫られる内容については，患者・家族からのアプローチを待つだけではなく，少なくとも家族に対しては，医療者側から意向確認や情報提供を行っておく必要があるだろう．急変の可能性やADLの低下なども視野に入れると，予後1ヵ月を切った頃から話し合えるとよいだろう．

また，多くの家族は，患者がこれからどうなっていくのかといった見通しを知りたいと感じている[5]．患者・家族の希望実現のタイミングを逃さぬよう，予後が限られてきているサイン，つまり，急激なるい瘦，終末期せん妄の出現，褥瘡の悪化，点状出血，呼吸の変化(チェーンストークス呼吸や下顎呼吸など)などを経時的に示しておくことも有用であろう．

··· おわりに

ACPは早ければ早いほうがよいとする研究もある[6]．しかし，ことさら日本人は死について語ることをタブー視し，臨死期の直前まで話し合われないことが多い．緩和ケア病棟への入棟を契機に，患者・家族がACPについて考え始められるよう，最大限のサポートができるような心構えをわれわれ医療者がしておくことが重要である．

〰〰〰〰〰 **参考文献** 〰〰〰〰〰

1) Silveira MJ, Kim SY, Langa KM, et al：Advance directives and outcomes of surrogate decision making before death. Engl J Med, 362（13）：1211-1218, 2010.
2) Detering KM, Hancock AD, Reade MC, et al：The impact of advance care planning on end of life care in elderly patients: randomised controlled trial. BMJ, 340：c1345, 2010.
3) Goldstein NE, Morrison RS：The intersection between geriatrics and palliative care；a call for a new research agenda. J Am Geriatr Soc, 53（9）：1593-1598, 2005.
4) 村田久行：ケアの思想と対人援助―終末期医療と福祉の現場から, 川島書店, 東京, 1998.
5) Umezawa S, Fujimori M, Matsushima E, et al：Preferences of advanced cancer patients for communication on anticancer treatment cessation and the transition to palliative care. Cancer, 121（23）：4240-4249, 2015.
6) Wright AA, Zhang B, Ray A, et al：Associations between end-of-life discussions, patient mental health, medical care near death, and caregiver bereavement adjustment. JAMA, 300（14）：1665-1673, 2008.

（相木佐代）

第4章

がんとどこが違う？
非がんのACP

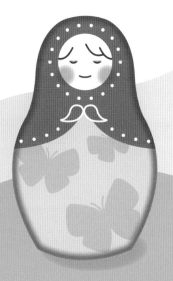

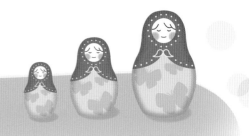

9 心不全のACP

・・・ **はじめに―心不全のACPが必要とされるわけ―**

　近年，循環器領域において意思決定に悩むケースが増えている．その理由として，①救急医療の現場では患者本人が満足に意思表示できないこと，②近年の医療技術の発展はめざましく，従来は治療困難とされてきた病態でもカテーテルや補助人工心臓などの新しい治療手段が続々と登場していること，③高齢化が進み多疾患併存の心不全患者が増え，治療の差し控え時期がわかりづらいことなどがある．

　そういった背景から，循環器診療従事者も意思決定支援のスキルが求められるようになり，ガイドラインでも心不全領域でもアドバンス・ケア・プランニング(ACP)の必要性は強く訴えられている[1]．本項では「心不全のACP」の特徴や実践における留意点について述べる．

Ⅰ　がんとはここが違う！ 心不全のACP

　心不全患者の予後や死の可能性についてのコミュニケーションは，がん患者の場合よりも複雑で困難さを感じることが多い．その理由を，①病みの軌跡，②受療状況，③疾患特性の観点から説明する(表9-1)．

1 経過の違い

　がんの終末期では身体機能や症状は徐々に悪化することが大半である．一方，心不全は寛解と

表9-1　がんと心不全のACPの違い

	がん	心不全
①経過の違い	● 徐々に身体機能が低下し，最後は急速に状態が悪化する ● 主に臓器不全でなくなる ● 疾病経過や予後の予測は比較的しやすい	● 寛解と増悪を繰り返す ● 不整脈や心筋梗塞による突然死も起こりうる ● 疾病経過や予後の予測は難しい
②受療状況の違い	● がん診療拠点病院で主に管理される ● 緩和ケア病棟が整備されている	● 中小病院，診療所で主に管理される ● 緩和ケア病棟へは基本的に入室できない
③疾患特性の違い	● 手術や化学療法は原則，Performance Statusが低下した場合は適応外である ● 疾患治療は副作用や身体機能の低下に繋がりやすい(例：化学療法など) ● 免疫チェックポイント阻害薬の台頭で，この原則が変わる可能性がある	● 極めて重篤な状況からでも，集中治療や移植医療，手術によって蘇生の可能性がある ● 疾患治療が症状緩和に関わるので緩和ケアの介入時期を見定めにくい

増悪を繰り返しながら徐々に悪化し，突然死することも少なくない.

がんは病名を告知された瞬間から死が見え隠れする．気持ちを奮い立たせて手術に臨み，化学療法を行い，再発すれば死を意識する．この過程のなかで，人生の最終段階を解像度高く描くようになり，ACPも実施しやすい.

一方で，心不全では息も絶え絶えになり救急搬送されたかと思えば，治療がうまく行くとほぼ入院前の元通りの状態に戻る．再増悪しても「前回のように治るだろう」と考えやすく，医療者が入院時に毎回「命を落とすかもしれません」と説明しても，患者はいわれ慣れてしまう．心不全では医療者も患者本人も病みの軌跡のどの段階にいるのかがわかりづらく，人生の最終段階は想像しづらいものになる.

そういった経過を予測するのに，予後予測ツールはどうだろうか．心不全の予後予測ツールとして年単位の予測にはThe Seattle Heart Failure Model[2]やMAGGIC The Heart Failure Risk Calculator[3]，30日あるいは1年の予後予測ツールとしてEFFECT Heart Failure Mortality Prediction[4]などがあり，いずれもインターネット上で使用することができる．ACP開始時期の目安になるかもしれないが，これらのツールは突然死の予測まではできないことや，短い期間の予後予測には向いていないなどの制限がある.

2 受療状況の違い

心不全といってもさまざまな病態がある．30代の心筋症，60代の虚血性心臓病，90代の拡張不全心……，どれも心不全である．がん患者は基本的にがん診療拠点病院で治療が開始され，治療終了までがん治療医が外来診療を行う．一方，心疾患は非専門家が診療所でフォローすることもある.

循環器を専門領域としないプライマリ・ケア医は，価値観の共有などはできても循環器領域の専門的な内容については明るくないため，踏み込んだACPを実施しづらい．一方，専門の循環器内科医も入院時診療のみの関係であれば，価値観や人生観などを共有し難い．プライマリ・ケアチームと循環器専門家がうまく連携をとれればいいのだが，情報提供書でのやり取りが中心で，ACPの共有はなされないことが多い.

3 疾患特性の違い

一般に，がん診療において手術や化学療法などの治療はperformance statusが保たれていない場合に適応外となる．心疾患では，どんなに重篤な状況でも，集中治療が奏功すれば劇的な救命もあり得る．成功体験には引きずられやすいもので，治療医も「以前は同様のケースで劇的に救命できたから……」と治療に傾きやすい．また心不全治療は症状緩和にもつながるため，緩和的アプローチの開始時期が曖昧であり，先延ばしされやすい.

このようながんとの違いがある．がんと同じようなスタンスでACPを行っても，うまくいかないと感じることも多いだろう．ではどうすればよいだろうか.

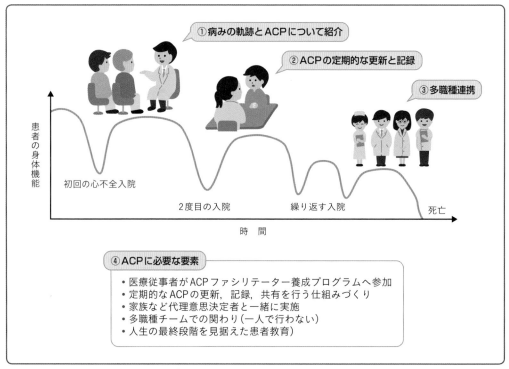

図9-1　まるっと！ 心不全のACPのポイント

（文献5）より著者作成）

Ⅱ 心不全でACPを行うエッセンス

各国の心不全診療ガイドラインをみても，心不全患者へのACPの具体的な実践内容に関する統一の見解はない．プライマリ・ケア医，循環器内科医，心不全の緩和ケアチーム担当医として従事する著者の経験から心不全のACPのエッセンスを紹介したい．またそれを図9-1にまとめた．

1 心不全の診断時からACPを開始する

緩和ケアは疾患の診断時から開始されるべきアプローチであり，ACPは緩和ケアアプローチの1つである．そのため診断時はACPの開始時期と考えてよい．早期にACPを開始することは頻回の更新や対話につながり，より精度の高いものになる．

実際に話す内容だが，いきなりDNARかどうかを提案するのではない．病みの軌跡の全体像，価値観共有の重要性，ACPの意義などを紹介し，何かを決めるのではなく話し合うプロセスそのものを大切にする．

2 ACPを更新しやすいシステムを整備する

ACPは点ではなく過程・プロセスである．つまり，一回で終了，ではなく繰り返し，双方向性に行っていく対話である．病みの軌跡において節目となるような状況，たとえば療養の場の変

更や大きな治療の前などはとくにACPを行う意義があるとされる[5]．患者主導でACPを行うことが望ましいが，漏れを減らすため診療システムに組み込むとよいだろう．筆者は年1回の心機能評価のタイミングや，心不全増悪で入院治療を行った退院時にACPの更新を行っている．また2度目の心不全入院時には心臓病教室を受講することになっており，そこでACPに関する情報提供を行うようにしている．

　ACPは記録に残し，共有する必要がある．診療所や病院など，かかわる施設全体が閲覧・更新できるデータベースがあることが理想である．それがない場合は，紙媒体で記録し患者・家族に保管してもらいながら交換日記のように続ける．フォーマットは厚生労働省の作成したもの[6]が参考になる．

3 ACPは誰と行うか

　心不全のACPは循環器内科医が行わなければならないものではない．しかし，治療などの専門的な知識が必要になることは多く，ある程度の医学的情報は必要である．かかりつけのプライマリ・ケア医，病院の医師やメディカルスタッフらと，患者，代理意思決定者で行う．医師だけでなく看護師，理学療法士，ソーシャルワーカーなど多職種と連携することは重要で，とくに心臓リハビリチームでは生活環境やライフレビューに関する情報を持ち合わせていることが多い．

4 ACPを構成する要素

　心不全のACPに関するシステマティックレビュー・メタアナリシスでは[5]，ACPを構成する要素としてACPファシリテーターの存在，患者へのACPに関する教育，多職種で構成されるチームの存在，家族を巻き込んだ実施，継続性をもたせるために次のACPを予約，ACPの結果記録と共有をあげているACPファシリテーターの養成として，日本では意思決定支援教育プログラム（Education For Implementing End-of-Life Discussion：E-FIELD）が参考になる．当院では多職種からなる横断的な心不全支援チームを結成し，多職種向けの勉強会や個別症例での倫理・意思決定カンファレンスの企画やスクリーニング，システム整備を行っている．

・・・おわりに

　患者数も急変も多い循環器診療の現場では，ACPを行う時間を取りづらいとよくいわれる．しかし問題の本質は人員不足や患者重症度ではなく，**ACPの本質と重要性を医療スタッフと患者が理解していないことにあるのではないだろうか．事前指示書を作成することとACPを混同していないだろうか．**大切なのは時間をかけることや事前指示書を作成することではなく，どれだけ価値観や本人の意向などの患者中心性に焦点を当てた対話ができるかである．

　心不全のACPは患者のQOLと人生の最終段階における満足度，コミュニケーションを改善させることが報告されている[6]．がんとは異なる困難さがあるが積極的に取り組んでいただくことを期待する．

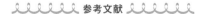

参考文献

1) 日本循環器学会 / 日本心不全学会合同ガイドライン, 班長 筒井裕之, 急性・慢性心不全診療ガイドライン(2017年改訂版).

2) UNIVERSITY OF WASHINGTON：SEATTLE HEART FAILURE MODEL.
https://depts.washington.edu/shfm/

3) Meta-Analysis Global Group in Chronic Heart Failure：Heart Failure Risk Calculator.
http://www.heartfailurerisk.org/

4) Canadian Cardiovascular Outcomes Research Team：EFFECT Heart Failure Mortality Prediction.
http://www.ccort.ca/Research/CHFRiskModel.html

5) Schichtel M, Wee B, Perera R. et al：The Effect of Advance Care Planning on Heart Failure: a Systematic Review and Meta-analysis. J GEN INTERN MED, 2019.

6) 平成 29 年度厚生労働省委託事業：人生の最終段階における医療体制整備事業, これからの治療・ケア に関する話し合い―アドバンス・ケア・プランニング―.
https://square.umin.ac.jp/endoflife/shimin01/img/date/pdf/EOL_shimin_A4_text_0416.pdf

（大森崇史）

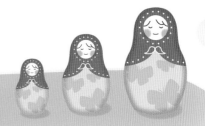

 **10 誤嚥性肺炎のACP**

･･･ はじめに

　誤嚥性肺炎は高齢者を診ている医師にとって，極めてありふれた疾患である．ところが，どこまで治療を行えばよいのかという明確な基準はなく，再発を繰り返す誤嚥性肺炎に対して漫然と抗菌薬の点滴を繰り返したり，絶食を続けていたり，場合によっては中心静脈栄養や胃ろうなどによる経腸栄養を導入したりというアプローチをすることになり，「果たしてこれでよかったのだろうか」と悩むこともしばしばあるだろう．では，なぜ悩ましいのだろうか．本項では誤嚥性肺炎に関連するアドバンス・ケア・プランニング（ACP）の難しさを考え，どうアプローチしたらよいのかについて考えてみたい．

誤嚥性肺炎におけるACPとは

　人生の最終段階における医療・ケアの決定プロセスに関するガイドライン[1]では，意思決定支援や方針決定のステップにおいて，本人の意思が確認できるかどうかを確認することが第一とある．意思が確認できない場合に，家族などの身近な本人をよく知るほうが本人の意思を推定できるのであれば，本人にとって最良の選択を行い，推定できない場合は，医療・ケアチームで慎重に判断していくとされている．誤嚥性肺炎診療においては治療をどうするか，たとえば抗菌薬をいつまで続けるか，代替栄養手段をどうするか，食事は提供すればよいのか．あるいは最期をどこで過ごしたいか，などの決断を下すことになるだろう．とはいえ，本人のことをよく知らなければ，意思を推定するにもどうしたらよいのか分からないだろう．そこで患者はどのような価値観をもっているのだろうか，事前に代わりに意思を伝えてくれる人は誰がよいか，など本人の推定意思の質を高めるために話し合っておくプロセスこそACPなのである．

Ⅱ 誤嚥性肺炎診療におけるACPの難しさは意思決定能力の判断にある

　誤嚥性肺炎は前述したように嚥下機能が低下した高齢者に多くみられる．そのような場合，しばしば認知機能障害を有している場合が多いため，本人が意思決定する力が本当にあるのか判断に悩むことがある．たとえば，話し合いの内容が複雑であったり，決定しなければならない内容が生命や生活にかかわる可能性があったり，表明する決定内容が一貫しなかったり，医療者間でも意思決定能力があると判断すべきか意見が分かれることがある．また，難聴であるため質問が

聞こえていなかったり，家族との関係性も意思決定能力の判断を鈍らせたりすることがあるだろう．ここで重要なことは，**認知機能の低下があるだけでは意思決定能力がないとはいえないこと**を理解し，意思決定する力を限りなく高める（エンパワーメント）努力をすることである．

Ⅲ ACPをいつするかも悩ましい

ACPは元気なうちにしておくことが望ましいと考えるのは自然であろう．とはいえ，元気なうちに具体的に，自分が認知症になったら，自分が誤嚥性肺炎を繰り返すようになったらこうしてほしい，と具体的に考えられる方は多くはないのが現状である．では具体的に考えられる時期はいつなのだろうか．徐々に嚥下機能が低下してきたときであろうか，それとも誤嚥性肺炎で入院したときであろうか，はたまた食事介助が必要になったときであろうか．そうなると意思決定能力が判断しにくくなるのである．

Ⅳ 意思決定のサポートの工夫

大前提となる本人の意思決定能力を構成する4つの要素がある．①理解，②認識，③論理的思考，④表明である．①理解とは現在置かれている状況や治療内容を理解しているか，②認識とは，その病気を自分のこととして考えているかどうか，③論理的思考とは，説明された選択肢を選んだ根拠が，なるほどと理解できる論理的なものか，④表明とは自分の考えや結論を伝えられるかである．この4つのどこに問題があるかでアプローチを変える必要がある．たとえば理解や認識が不足している場合は，情報をわかりやすく伝えたり，家族や友人に同席してもらったり，質問できる機会を設けると理解の助けになる．また，論理的思考が低下しているのであれば，覚醒レベルや気分のムラが関係していないか，医療者の価値観で判断していないかなど考える必要があり，表明は口頭での意思表示だけでなくしぐさなどのわずかな変化で再現性を確認するという努力が必要である．Mac Arthur Competence Assessment Tool Treatment（MacCAT-T）などの測定ツールも紹介されてるのでご参照いただきたい[2]．

Ⅴ ACPを考えるきっかけになり得る摂食嚥下機能評価パス

前述の問題に対して，当院では**摂食嚥下機能評価パス**というものがある，これは誤嚥を含め食べられなくなってきた方の原因が何かを多職種チームで包括的に調べるクリニカルパスである[3]．2泊3日で食べられない原因がどのような疾患のためなのかを精密検査し，食事の様子を多職種で観察することで食べられるような介入方法はないかと考えるために構成されている．もし原因が介入可能であれば，再び誤嚥することなく食事ができるようになるため，本人の意思決定のエンパワーメントにもつながる．また，多様な価値観をもつ多職種が情報を統合して話し合うことで，本当に食べられないのかだけでなく，本人の嗜好や想いも確認できる．家族へのフィードバックの際に今後の食事の提案もするが，もし食べられなくなった場合のACPもこの機会に考

えていくきっかけになるのである．正確な診断を限りなく詰めて，多職種によるさまざまな角度からの質問で本人の大事にしている価値観を引き出し，それを家族も含めた全員で共有することで本人の推定意思を考えるきっかけにもなり，今後の意思決定にも役立つと考えている．ACPは対話のプロセスであるが，対話の前に正確な医学的評価をして，自分ごととして考えるACPのきっかけになることを期待している．

Ⅵ 病院まで受診するのは大変であれば訪問嚥下内視鏡＋自宅で多職種ミーティングも

また，在宅医療であっても嚥下内視鏡を用いて，家族が普段食べているものや，食べさせてあげたいものが安全に食べられるかを，実際に食べている様子をみながら確認することができる．実際には，嚥下内視鏡で本人を含む関係者全員が嚥下の様子を観察し共有することで，その後にケアマネジャーや訪問看護師，訪問リハビリなどの関係者が患者本人の家に集まり，今後どうしていきたいかを話し合う機会もある．なかなかすべての職種が集まりにくいのであるが，嚥下内視鏡を供覧することをきっかけにして本人をはじめ家族や多職種との対話が生まれていると感じる．ここでの注意点は嚥下内視鏡検査は侵襲的な検査である．嫌がって食べようとしないなど，普段のパフォーマンスを発揮できないことがあるので，この結果のみでもう食べられないというレッテルを貼ることは厳に慎みたい．検査特性を理解することで，総合的に嚥下が困難であることを解釈することができる．検査結果を参考に，多職種の視点で本当に嚥下機能が低下しているのかを確認してから，その結果を本人や家族と共有してどうしていくのかを相談することが重要である．

Ⅶ 倫理コンサルテーションが医療ケアチームの抱く倫理的ジレンマのサポートをする

もしも推定意思がわからない場合，医療・ケアチームで慎重に判断していくとされている．たとえば，認知症終末期の患者が食事を食べなくなった．夫はこのまま静かに死なせてやりたいと思っているが，息子が母親に生きていてもらいたいので胃ろうを希望しているといったケースは悩まされることが多い．そのような悩ましい場合には，Jonsenの臨床倫理の4分割表やCBELのシートをなどのツールなどを用いて倫理的ジレンマの問題点を分析して多職種で話し合うことが重要である．当院では担当医や医療スタッフから臨床倫理コンサルテーションチームに依頼があれば2日以内に招集され，ヒアリングを通じて医療者・本人・家族の意向だけでなくその裏にある思いを聞き出し，それぞれのナラティブを描き，落としどころやその推奨内容をフィードバックする仕組みがある．倫理的に正しく悩むためのシステムがあることで，本人の自律を尊重した医療が提供できるのである．

Ⅷ 具体的にACPはどう聞けばよいのか

　繰り返しになるが，ACPは最期をどう過ごしたいかを決定するものではなく，実際にどうやって生きていきたいのかを伝えるための嗜好や考え方を共有するプロセスである．そのプロセスの前提は，どういう状況なら，という仮定があるだろう．たとえば，食べられなくなっても治す手段があるのであれば，立て直すために栄養を入れて欲しいと思うはずであるし，治る見込みがないのに栄養を入れて欲しいとは思わないはずである．すなわち，条件によって，方向性が変わってしまい，条件が複雑であるほど想像すること自体が困難であるため，誤嚥性肺炎患者のACPの難しさがある．また，心の準備ができていないと，精神的に苦痛に感じられることになり，利益よりも害が多くなる．また，本人や家族の希望を奪いたくないという医師の想いもあるだろう．実際の進め方は，状況によって異なるのであくまで参考にしていただきたいが，意思決定支援教育プログラム(Education For Implementing End-of-Life Discussion：E-FIELD)では，「もしも，万が一」という前置きで仮定して回答しやすく配慮することを推奨している[4]．また，相手の表情をみて感情に気づいたら感情への対応を優先することが重要である．そして，**希望的な言葉を意識して「最善の選択をするために」もしものことについても相談しておきたいとすることも重要である**．具体的には，①誤嚥性肺炎になったことをどのように聞いているのか(理解)，②万が一，誤嚥性肺炎を繰り返したときに自分の意思を伝えられないということを考えたことがあるのか(準備状態：レディネス)を確かめる，③もし考えたことがあれば，そのお考えやなぜそう思うかを聴き，④考えたことがなく考えることに抵抗がない場合，ともに心配し，一緒に頑張っていこうと励まし，⑤考えたくないといわれた場合に無理に話を進めない，という流れでシミュレーションしている．話のなかで，本人の意思を推定できる人は誰か，その人にどのぐらい判断を委ねるか(裁量の余地)ということを決められるとよい．また，希望や大切にしていること，してほしくないこと，その理由や考え方を聴くことができるとよい．もちろんすぐ決める必要はなく，わからなければいつでも相談に乗ることができることや，お話を聞かせていただいた感謝の気持ちをお伝えすることも重要である(表10-1)．

表10-1　具体的なACPの尋ね方

- 「もしも，万が一」の前置きをする
- 相手の表情に合わせて対応する
- 「最善の選択をするために」と希望的な言葉からはじめる
- 理解を尋ねる
- 準備状態を尋ねる
- (考えたことがあれば)考えをきく
- (考えたことがないなら)共に心配し
- (考えたくないと言われれば)無理に話を進めない
- 本人の意志を推定できる人は誰か
- その人にどのくらい判断を委ねるか
- 希望や大事にしていることは?

・・・おわりに

　誤嚥性肺炎のACPについて紹介した．意思決定があるかどうかの判断と，いつACPを行うか，どのように話を始めるかについて参考になれば幸いである．**チェックリストを埋めるわけではないので，全部をスムーズに聞く必要はない．**誤嚥性肺炎に限らず，人生の最終段階について考えておくというのは元気なうちにはなかなか考えられないものである．**死を意識させるような話ではなく，最期までどう生きたいかを前向きに誰かとじっくり対話していくきっかけを提供していくことができる医療者でありたい．**

〰〰〰〰〰〰 参考文献 〰〰〰〰〰〰

1) 厚生労働省：人生の最終段階における医療・ケアの 決定プロセスに関するガイドライン 解説編. https://www.mhlw.go.jp/file/05-Shingikai-10801000-Iseikyoku-Soumuka/0000198999.pdf
2) 福田八寿絵：高齢者の同意能力評価：患者の保護と自己決定の尊重. 生命倫理, 24 (1)：145-153, 2014.
3) M Arahata, M Oura, Tomiyama Y, et al：A comprehensive intervention following the clinical pathway of eating and swallowing disorder in the elderly with dementia: historically controlled study. BMC Geriatr. 17 (1)：146, 2017.
4) 神戸大学：平成29年度人生の最終段階における医療体制整備事業. 患者の意向を尊重した意思決定のための研修会. http://square.umin.ac.jp/endoflife/2017/general.html

（大浦　誠）

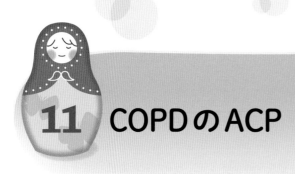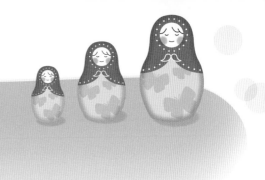

11 COPDのACP

・・・はじめに

　慢性閉塞性肺疾患(chronic obstructive pulmonary disease：COPD)は，心不全と同様に増悪を繰り返すたびに機能が低下し死に向かう経過を辿るため急性増悪時の状態が，「救命可能なのか」，「最期が近いのか」，を含めて予後予測が困難であり，緩和ケアやアドバンス・ケア・プランニング(ACP)を開始するタイミングが難しい．医療者は，インフォームド・コンセントを行うだけでなく，患者の価値観や生き方を尊重できるように，早期からこれからの治療をどうしていくのか，緩和ケアをどのように行うのか，患者・家族・医療者間の十分な情報共有のうえ，ACPを進めていくことが重要である．

Ⅰ COPD患者の終末期の苦痛

　進行したCOPD患者の最大の苦痛は呼吸困難である．肺がん患者とCOPDなどの非悪性呼吸器疾患(non malignant respiratory disease：NMRD)患者の苦痛や社会的支援などについて比較した研究では，最後の1年および1週間において，NMRD患者のほうが呼吸困難を感じている患者の割合が多いことや苦痛を長時間経験していることが明らかになった[1]．また，がんと非がん4疾患(COPD，AIDS，心不全，腎不全)の症状についての比較では，疼痛と倦怠感については5つの疾患で共通してみられていたが，呼吸困難はCOPD患者と心不全患者で顕著にみられた．COPD患者における症状出現頻度は，呼吸困難が最も多く，続いて，全身倦怠感，不安，疼痛，うつ状態が多くみられている(**表11-1**)[2]．

　COPDの終末期の症状緩和として，呼吸困難への対応が重要であり，あわせて不安やうつ状態などの精神症状の緩和を行っていく必要がある．

Ⅱ COPD終末期に対する症状緩和

　前述のようにCOPDの終末期において，呼吸困難への対応は重要である．呼吸困難の症状緩和にはそれまで行ってきた標準的な薬物治療に加えて，モルヒネがキードラッグとなる．経口モルヒネ12 mg/日(低体重または腎機能障害の場合は8 mg/日)を使用すると，0〜2日目には夜間の呼吸困難が緩和されており，開始後早期に症状緩和が期待できるという報告がある[3]．また，0.1 mg/kg程度の少量短時間作用型のモルヒネ投与により，労作時の息切れや運動耐久性を改善させるという報告もあり，症状緩和だけでなくADLの改善も期待できる[4]．このようにCOPD

表11-1　疾患別の苦痛の出現率

症　状	が　ん	AIDS	心不全	COPD	腎不全
疼　痛	35〜96%	63〜80%	41〜77%	34〜77%	47〜50%
うつ状態	3〜77%	10〜82%	9〜36%	37〜71%	5〜60%
不　安	13〜79%	8〜34%	49%	51〜75%	39〜70%
混　乱	6〜93%	30〜65%	18〜32%	18〜33%	―
全身倦怠感	32〜90%	54〜85%	69〜82%	68〜80%	73〜87%
呼吸困難	10〜70%	11〜62%	60〜88%	90〜95%	11〜62%
不　眠	9〜69%	74%	36〜48%	55〜65%	31〜71%
嘔　気	6〜68%	43〜49%	17〜48%	―	30〜43%
便　秘	23〜65%	34〜35%	38〜42%	27〜44%	29〜70%
下　痢	3〜29%	30〜90%	12%	―	21%
食欲不振	30〜92%	51%	21〜41%	35〜67%	25〜64%

（文献2）より）

　終末期の呼吸困難の症状緩和に役立った報告はそのほかにも多数あり，欧米では使用は認められている．しかし，日本ではいまのところ，COPD患者の呼吸困難症状に対してのモルヒネを含めたオピオイドの使用は保険適用外となることは注意したい．また，**モルヒネ換算30 mg/日以下の低用量オピオイドは死亡率と相関しないといわれていたが**[5]，高齢者のCOPD患者ではオピオイドの用量に関係なく，**肺炎の入院リスクや死亡率の増加などの低オピオイドの使用でも有害事象が起こるとされており，高齢者に対しては慎重な投与が必要である**[6]．その他の呼吸困難に対する薬物治療として，ベンゾジアゼピン系抗不安薬や睡眠薬，抗うつ薬などが用いられることはあるが，十分なエビデンスはないため，投与する際は慎重に検討する必要がある．非薬物療法として，薬物療法に加えて呼吸器リハビリテーションと栄養療法を加えることによって，QOLが改善するとされており[7]，患者の状態に応じて積極的に進めてよい．ただし低栄養が著明な場合は栄養療法を優先し，リハビリは栄養状態が改善するまで維持程度の強度とすることが重要である．

　精神症状への対応も忘れてはならない．抑うつはCOPDの25%，不安は安定期には2〜80%，急性増悪改善後には19.4〜50%の患者に認められる．薬物治療については十分なエビデンスが存在しない．ベンゾジアゼピン系薬の使用は，非ベンゾジアゼピン系薬の使用に比べて呼吸不全のリスクが高くなることが報告されている．また，依存やせん妄の増悪など慎重に適応を検討する必要がある．呼吸器リハビリテーションは抑うつと不安を改善することが報告されている[8,9]．

　こうした症状緩和をしっかりと行っていくことは，ACPを進めていくためにとても重要である．

Ⅲ COPD 患者に対するACP導入のタイミング

　COPD患者に限らずACPを開始するタイミングはできるだけ早期が望ましいとされるが，具体的にどのタイミングがよいかの明確な基準はない．SUPPORT研究[10]の結果などから，終末期の話し合いは基本的には急性期ではなく，安定期に行うべきとされている．しかし，実際の診療のなかで早期の段階からACPを実践することはなかなか困難である．また，ACPの開始するタイミングが早すぎると，内容が不明確，不正確なものとなったり，利益より害が多くなるともいわれている[11, 12]．急性期病院であれば急性期治療が終了したタイミング，診療所や在宅診療の現場では，治療薬の変更時や介護保険の申請や更新のタイミングなどがよい時機ではないかと考えられる．

Ⅳ COPDのACPの難しさ

　ACPを進めていくうえで大切なことは，医師などの医療従事者から適切な情報の提供と説明がなされ，患者がしっかりと理解したうえで，本人の希望や価値観を大事にしながら，人生の最終段階における医療・ケアを進めることである[13]．COPD患者に対してACPを進めていくにあたって問題となる点として，患者の「病気に対する理解」があげられる．

　COPDは急性増悪を繰り返しながら徐々に臓器機能が低下をきたし死に至る経過を辿り，予後予測が困難である（図11-1）．がん患者であれば病状が進行しても意思決定能力が保たれることが多く，認知症やフレイルの場合は早い段階から意思決定能力が低下する．しかし，どちらも意思決定能力が低下した段階で，ほとんどが不可逆的な経過となる．一方，COPD患者では，感染症やCO_2ナルコーシスなどの急性増悪と同時に意思決定能力が低下する．医療者は，患者がこのときillness trajectoryのどの時点にあるのかを推定しなければならない．しかし，COPD

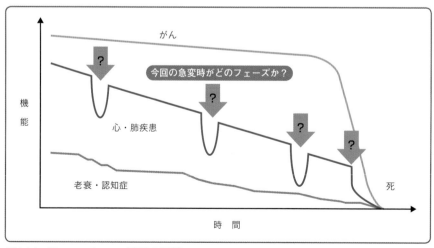

図11-1　illness trajectory（疾患の経過）

（文献14）より改変）

患者が死亡する5日前に，その患者が6ヵ月生存すると考えた医師が50％以上いたということを報告がある[9]ことからもその予後予測の難しさがうかがい知れる．COPDの予後予測のツールとしてBODE index（表11-2）やADO index（表11-3）などがあり予後予測の一定の目安となるが，医療者でも残された時間の正確な予測は難しく，当然，患者・家族が正しく予後を含めた「病気に対する理解」をすることはさらに難しい．急性増悪時に仮に患者が人工呼吸管理を希望しない旨があらかじめ話し合われていたとしても，それが果たして正しい「病気に対する理解」をしたうえでの選択なのか，そのときに意識レベルが低下した患者に聞く術がないのである．かかりつけの患者で，普段から医療者と患者・家族が病状や価値観を共有できていれば，急性増悪時に患者の意思を尊重しやすい．しかし，急性期病院で初めて診るような患者であれば，医療者は病状の把握が困難であり，患者が人工呼吸管理を希望していなかったことを家族から聴取できたとしても，これまでどのような話し合いが行われていたのかわからず患者の意思を尊重すべきか

表11-2　BODE index

a　スコア

診療項目		0	1	2	3
B (BMI)	BMI	21以上	21以下		
O (obstruction)	%1秒量 (% FEV$_{1.0}$)	≧65%	50～64%	36～49%	≦35%
D (dyspnea)	mMRC	0～1	2	3	4
E (exercise)	6分間歩行距離	350m以上	250～349m	150～249m	149m以下

b　スコアと死亡率

スコア	1年死亡率	2年死亡率	52ヵ月死亡率
0～2	2%	6%	19%
3～4	2%	8%	32%
4～6	2%	14%	40%
7～10	5%	31%	80%

（文献2）より）

表11-3　ADO index

評価項目		0	1	2	3	4	5
A (age)	年齢(歳)	40～49	50～59	60～69	70～79	80～89	90～
D (dyspnea)	呼吸困難 mMRC	0～1	2	3	4		
O (obstruction)	%1秒量 (% FEV$_{1.0}$)	≧65%	≧35～64%	≦35%			

（文献2）より）

判断に迷うこともあるだろう．がん患者では終末期に入ってから最期にかけて同じ医師が診療することが多いが，COPD患者はかかりつけ医と急性期に診療する医師が異なることも多い．**予後予測や患者意思の尊重に関して，COPDのACPはがんのACPよりも難しいかもしれない．**

・・・ おわりに

　緩和ケアはそもそもエビデンスの少ない領域であるが，非がん疾患の緩和ケアはがん疾患よりもさらにエビデンスが乏しく，また，呼吸困難症状に対してモルヒネの使用が保険適用外であるなど課題が多い．COPDのillness trajectoryを意識しながら，患者・家族と病状や価値観などを共有し，症状緩和をしっかり行いながらACPを進めていくことが大切である．

参考文献

1) Edmonds P, Karlsen S, Khan S, et al：A comparison of the palliative care needs of patients dying from chronic respiratory diseases and lung cancer. Palliat Med, 15 (4)：287-295, 2001.

2) Solano JP, Gomes B, Higginson IJ：A comparison of symptom prevalence in far advanced cancer, AIDS, heart disease, chronic obstructive pulmonary disease and renal disease. J Pain Symptom Manage. 31 (1)：58-69, 2006.

3) Matsuda Y, Morita Y, Matsumoto H, et al：Morphine for dyspnoea in chronic obstructive pulmonary disease：a before-after efficacy study. BMJ Supportive & Palliative Care Published Online First：15 November 2019.

4) Abdallah SJ, Wilkinson-Maitland C, Saad N, et al：Effect of morphine on breathlessness and exercise endurance in advanced COPD：a randomised crossover trial. Eur Respir J, 50 (4), 2017.

5) Ekström MP, Bornefalk-Hermansson A, Abernethy AP：Safety of benzodiazepines and opioids in very severe respiratory disease：national prospective study. BMJ, 348：g445, 2014.

6) Vozoris NT, Wang X, Fischer HD, et al：Incident opioid drug use and adverse respiratory outcomes among older adults with COPD. Eur Respir J, 48 (3)：683-686, 2016.

7) Dyspnea. Mechanisms, assessment, and management：a consensus statement. American Thoracic Society. Am J Respir Crit Care Med, 159 (1)：321-340, 1999.

8) 津田 徹, 平原佐斗司(編)：非がん性呼吸器疾患の緩和ケア 全ての人にエンドオブライフケアの光を！, 南山堂, 東京, 2017.

9) Chen SJ, Yeh CM, Chao TF et al：The Use of Benzodiazepine Receptor Agonists and Risk of Respiratory Failure in Patients with Chronic Obstructive Pulmonary Disease：A Nationwide Population-Based Case-Control Study. Sleep, 38 (7)：1045-1050, 2015.

10) A controlled trial to improve care for seriously ill hospitalized patients. The study to understand prognoses and preferences for outcomes and risks of treatments (SUPPORT). The SUPPORT Principal Investigators. JAMA. 274 (20)：1591-1598.

11) Billings JA, Bernacki R：Strategic targeting of advance care planning interventions：the Goldilocks phenomenon. JAMA Intern Med, 174 (4)：620-624, 2014.

12) Johnson S, Butow P, Kerridge I, et al：Advance care planning for cancer patients：a systematic review of perceptions and experiences of patients, families, and healthcare providers. Psychooncology, 25 (4)：362-386, 2016.

13) 厚生労働省：人生の最終段階における医療の決定プロセスに関するガイドライン. 2018.

14) Murray SA, Kendall M, Boyd K, et al：Illness trajectories and palliative care. BMJ, 330 (7498)：1007-1011, 2005.

（森川 暢，藤田直己）

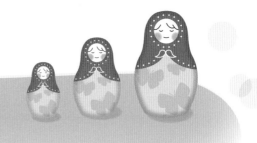

12 認知症のACP

··· はじめに

　認知症とは，1つ以上の認知領域(複雑性注意，実行機能，学習と記憶，言語，知覚-運動，社会的認知)の認知機能が以前の活動レベルから明らかに低下し，日常生活での自立性を阻害し支援を必要とする状態で，せん妄やほかの精神疾患を除外したもの(Diagnostic and Statistical Manual of Mental Disorders：DSM-5)である．

　本項では，その認知症に関して，患者数および死亡数の推移，予後，アドバンス・ケア・プランニング(ACP)の順で説明していく．

Ⅰ 増加する認知症

　最近，テレビや新聞などで認知症について報道されることが多い．認知症が身近な話題となる背景としては，高齢化の進行があげられる．というのも，**認知症の有病率は年齢とともに上昇する**からである．

　内閣府の「平成29年版高齢社会白書[1]」によると，平成24 (2012)年には認知症患者数は462万人と65歳以上の高齢者の7人に1人(国民27人に1人＝100人当たり3.6人)であったが，令和7(2025)年には700万人と5人に1人(国民17人に1人＝100人当たり6人)と増加が予想されている．

　有病率が上昇するだけでなく死因としても増えている．厚生労働省の「性別にみた死因順位(第10位まで)別死亡数・死亡率(人口10万対)・構成割合」では，男女総数の死因として，平成29年(2017)年に初めて「血管性等の認知症」が第10位に登場し，平成30 (2018)年には第9位と順位を上げている．なお，女性の死因としては，平成25 (2013)年に「血管性等の認知症」，平成27 (2015)年には「アルツハイマー病」が初めて登場した．平成30 (2018)年には各々第8位，第10位に順位され，いずれも対前年比で増加し続けている(**表12-1**)[2]．

　ちなみに，平成27 (2015)年の100歳以上人口が約72千人[3]と，約61千人の日本を上回り，世界最多であるアメリカでは，平成29 (2017)年においては「アルツハイマー病」が全死因の第6位であり，4.3％を占めていた[4]．

　このことから高齢化が一層進むわが国でも，「血管性等の認知症」や「アルツハイマー病」が死因としてさらに増加することが予想される．

表12-1　性別にみた死因順位（第10位まで）別 死亡数・死亡率（人口10万対）・構成割合

死因	平成30年(2018)				平成29年(2017)				対前年増減	
	*1 死因順位	死亡数(人)	死亡率	死亡総数に占める割合(%)	*1 死因順位	死亡数(人)	死亡率	死亡総数に占める割合(%)	死亡数(人)	死亡率
総数										
全死因		1,362,470	1,096.8	100.0		1,340,567	1,075.5	100.0	21,903	21.3
悪性新生物〈腫瘍〉	(1)	373,584	300.7	27.4	(1)	373,365	299.5	27.9	219	1.2
心疾患*2	(2)	208,221	167.6	15.3	(2)	204,868	164.4	15.3	3,353	3.2
老衰	(3)	109,605	88.2	8.0	(4)	101,411	81.4	7.6	8,194	6.8
脳血管疾患	(4)	108,186	87.1	7.9	(3)	109,896	88.2	8.2	△1,710	△1.1
肺炎	(5)	94,661	76.2	6.9	(5)	96,859	77.7	7.2	△2,198	△1.5
不慮の事故	(6)	41,238	33.2	3.0	(6)	40,332	32.4	3.0	906	0.8
誤嚥性肺炎	(7)	38,460	31.0	2.8	(7)	35,791	28.7	2.7	2,669	2.3
腎不全	(8)	26,081	21.0	1.9	(8)	25,135	20.2	1.9	946	0.8
血管性等の認知症*2	(9)	20,521	16.5	1.5	(10)	19,551	15.7	1.5	970	0.8
自殺	(10)	20,031	16.1	1.5	(9)	20,468	16.4	1.5	△437	△0.3
男										
全死因		699,138	1,156.5	100.0		690,770	1,138.5	100.0	8,368	18.0
悪性新生物〈腫瘍〉	(1)	218,625	361.6	31.3	(1)	220,416	363.3	31.9	△1,791	△1.7
心疾患*2	(2)	98,035	162.2	14.0	(2)	96,330	158.8	13.9	1,705	3.4
脳血管疾患	(3)	52,398	86.7	7.5	(3)	53,198	87.7	7.7	△800	△1.0
肺炎	(4)	52,158	86.3	7.5	(4)	53,143	87.6	7.7	△985	△1.3
老衰	(5)	28,200	46.6	4.0	(5)	25,810	42.5	3.7	2,390	4.1
不慮の事故	(6)	23,675	39.2	3.4	(6)	23,093	38.1	3.3	582	1.1
誤嚥性肺炎	(7)	21,652	35.8	3.1	(7)	20,092	33.1	2.9	1,560	2.7
慢性閉塞性肺疾患(COPD)	(8)	15,324	25.3	2.2	(8)	15,270	25.2	2.2	54	0.1
自殺	(9)	13,851	22.9	2.0	(9)	14,336	23.6	2.1	△485	△0.7
腎不全	(10)	13,230	21.9	1.9	(10)	12,569	20.7	1.8	661	1.2
女										
全死因		663,332	1,040.3	100.0		649,797	1,015.7	100.0	13,535	24.6
悪性新生物〈腫瘍〉	(1)	154,959	243.0	23.4	(1)	152,949	239.1	23.5	2,010	3.9
心疾患*2	(2)	110,186	172.8	16.6	(2)	108,538	169.7	16.7	1,648	3.1
老衰	(3)	81,405	127.7	12.3	(3)	75,601	118.2	11.6	5,804	9.5
脳血管疾患	(4)	55,788	87.5	8.4	(4)	56,698	88.6	8.7	△910	△1.1
肺炎	(5)	42,503	66.7	6.4	(5)	43,716	68.3	6.7	△1,213	△1.6
不慮の事故	(6)	17,563	27.5	2.6	(6)	17,239	26.9	2.7	324	0.6
誤嚥性肺炎	(7)	16,808	26.4	2.5	(7)	15,699	24.5	2.4	1,109	1.9
血管性等の認知症*2	(8)	13,144	20.6	2.0	(9)	12,554	19.6	1.9	590	1.0
腎不全	(9)	12,851	20.2	1.9	(8)	12,566	19.6	1.9	285	0.6
アルツハイマー病	(10)	12,437	19.5	1.9	(10)	11,178	17.5	1.7	1,259	2.0

＊1：（ ）内の数字は，死因順位を示す．
＊2：「心疾患」は「心疾患（高血圧性を除く）」，「血管性等の認知症」は「血管性及び詳細不明の認知症」である．

（文献2）より）

Ⅱ 認知症の経過

　認知症の代表的な疾患である**アルツハイマー病では診断後の生存期間中央値は3年から12年**である[5]．その間に認知機能は徐々に低下し，その経過としてFunctional Assessment Staging of Alzheimer's Disease（FAST）（**表12-2**）[6〜9]が知られている．

　FASTはアルツハイマー病の進行を行動面から時系列で示したものであり，ほかの認知症でも似た軌跡をたどることが多い．

　FASTの段階4は，「痴呆性老人の日常生活自立度判定基準」のランクⅡ（日常生活は多少困難であっても誰かが注意していれば自立できる）レベルであり，介護保険では要介護2に相当する．この段階を境に意思決定能力が低下するが，判断能力はMMSE（Mini-Mental State Examination）などの認知機能検査の点数だけで断定できるものではない．

　段階7の重度認知症では，摂食嚥下障害，肺炎や腎盂腎炎，原因不明の発熱をきたし，食事や飲水量低下による脱水，感染症で入退院を繰り返すことが増える．なお，経口摂取不良時の胃ろうや経管栄養に延命効果はなく推奨されていない．

　このように行動や認知機能では変化が生じるが，感情は最後まで保たれる．そのため，たとえ表現できなくても痛みやつらさは感じるので，医療や介護の方針を決める際には留意が必要である．

表12-2　Functional Assessment Staging of Alzheimer's Disease（FAST）

FASTの段階	臨床診断	特　徴
Ⅰ	正常な成人	機能障害がない
2	正常な高齢者	名前や言葉，約束などを忘れる
3	境界領域	重要な約束を忘れる，複雑な仕事の機能低下
4	軽　度	支払，金銭管理，といった日常生活の複雑な仕事ができない
5	中等度	時と場合に応じた衣服の選択に誰かの助けが必要，入浴するのを忘れる，自動車運転能力の低下
6a	やや重度	衣服を着るのに誰かの助けが必要
6b		入浴するのに誰かの助けが必要
6c		トイレの流し忘れ，拭き忘れ
6d		尿失禁
6e		便失禁
7a	重　度	言語機能の低下（単語，短いフレーズ）
7b		話したり理解したりする単語が1つになる
7c		1人で歩くことができない
7d	重　度（末期）	体を起こして座ることができない
7e		笑うことができない
7f		背筋を伸ばして頭を上げることができない，意識消失

（文献6〜9）より作成）

Ⅲ 認知症のACP

ACPとは，命の危険が迫った状態でも自らが希望する治療や介護を受けるために前もって考え，医療・ケアチームと話し合いを繰り返し行い共有する取り組みのことである．厚生労働省からはACPの取り組み方は示されているが，それは必ずしも解決策ではない．その方法により合理的な決定はできるかもしれないが，個々の事情への配慮が大事であり，非合理的であっても感情も考慮した対応が望ましい．

以下，認知症のACPを行うにあたって，とくに注意すべきポイントをあげていく．

1 いつ

認知症では時間とともに認知機能が低下する．そのため，早いに越したことはないが，本人との人間関係が構築できていない時期は避けるのが望ましい．また，まだ診断がなされていないなど差し迫った状況でなければ，将来の治療や介護を具体的に捉えることは難しい．さらに，診断直後では備えができていない．早すぎると，後日「あのときはそういったけど……」になりかねない．そのため，認知症と診断され家族と一緒に受診したときや，肺炎・尿路感染症などからの退院直後に今後の療養について考え，相談するのが適切と思われる．なお，ACPを繰り返し行うためには，本人の誕生月，介護保険の区分変更時などのほか，テレビで同年代の著名人の死亡が報じられ関心を集めているときなどをきっかけとし，時期を逃さないようにする．

2 どこで

いつもの場所と異なると本人が落ち着かなくなるため，住み慣れた自宅が最も望ましい．緊急入院の場合には，措置室で今後の治療方針などを聞くこともあろうが，あくまでもその時点での意思表示としての仮のACPであり，将来変わる可能性があることは理解しておく．

3 何を

治療や介護全般を話し合うのが望ましいが，少なくとも，延命措置，療養場所，代理人を決めることが重要である．

延命措置については，挿管，人工呼吸，胸骨圧迫，昇圧剤など細かく決めるのが医学的には望ましいが，それらを本人が正しく認識できないことも想定される．そこで，まずは，どの程度痛みやつらさを我慢するか，どの程度回復したら満足するかを知り，その延長線上で相応な対応を推し量ることもあり得よう．

療養場所も，自宅か病院かと二者択一で選択を迫るのではなく，自由のある自宅にするか，拘束などがあり得るが安心を提供できる病院にするか，安心と自由のどちらにより重きを置くか，また本人がしたいことをするためにふさわしい場所はどこかという観点で考えることが望ましい．また，自宅や病院以外にもグループホームや特別養護老人ホームなども考慮する．

代理人は，本人を最もよく知る人，病院に付き添う人，本人が最も信頼できる人が望ましく，家族以外でも差支えがない．一方，代理人の資質として，自分の希望ではなく，本人ならどうす

るかを基準に考えられることが大切である.

「子どもに迷惑をかけたくない」と本人がいうことがあるかもしれない.そのような場合でも,迷惑とは何か,介護負担なのか,金銭面での負担なのか程度は把握しておく.

「命の危険が迫った状態」についても本人と医療者とで認識のずれがあるかもしれない.そのため,薬が飲めなくなる,トイレに行けなくなる,ご飯が食べられなくなる,熱が出るなど終末期に起きる状態について具体的に説明したうえでどうするか相談する必要がある.

4 どのように

「1人で決めない,一度で決めない」が鉄則である.現在のACPの手順ではまず自分で考えることから始めるよう推奨されている.しかし,自分で意思決定をした経験が少ない高齢者では,それは容易ではない.まして,認知機能が低下している認知症の場合にはこの手順通りだと先に進まなくなってしまう.そこで,自分で先に考えるのではなく,その人をよく知る医療介護関係者が集い一緒に考えるのが現実的であろう.その際,本人の大切なことを共有し,希望を知ることが大事ではあるが,自分の希望を伝えることに慣れていない方も少なくない.その場合でも,望まないこと,嫌なことなどは答えやすいので,その返事を元に本人に不快なことがない対応を本人の意思表示とするも手法もあり得よう.これでは本人の望む最善の方法ではないと思われるかもしれないが,望む・望まないの二元論ではなく,その中間のどちらでもない領域があることを共有することが大事であり,結果として最善が選べなくても,最悪を回避する.また,「(親や知人が人工呼吸器を使用したが)自分はそうしたくない」,「(ドラマをみて,自分の最後は)こうはなりたくない」など過去の発言があれば参考にする.

認知症に限らず高齢者の意思決定では,重要なことから聞く,選択肢は多くしすぎない,一度に多くのことを聞かないことが大事である.また,本人の意思決定能力が十分でない場合には,本人の職業,生活歴,嗜好,趣味など心理社会面を十分に把握し,医療介護関係者で議論し,望ましい選択を共有したうえで本人に提示することも許容されよう.

5 誰と

本人,代理人,家族,医療介護関係者,本人をよく知る人と行うのが望ましい.関係者が決まれば,本人や家族とACPの話をした当事者は,それを他者と共有することが大事である.

・・・ おわりに

ACPにおいて,とくに医者は,病気のみでなく患者自身を診るという姿勢が必要である.関係者が一同に集うと,残念ながら患者は医者にはいわないことが多いと感じることがあるかもしれない.医師は,診断や治療だけでなく予後予測や意思決定支援も行うなかで,本人の意思が医学的には必ずしも正しくなくても受け入れる度量をもつことを求められることもあろう.

厚生労働省がACPを称する「人生会議」というと改まった感じがするが,何気ない会話からその人を知り,将来に思いを馳せ,ふさわしい幕切れを関係者で共有する余裕をもつことこそが大事ではないだろうか?

～～～～～ 参考文献 ～～～～～

1) 内閣府：高齢化の状況及び高齢社会対策の実施状況に関する年次報告 平成29（2017）年版.
https://www8.cao.go.jp/kourei/whitepaper/w-2017/html/gaiyou/s1_2_3.html

2) 厚生労働省：平成30年（2018）人口動態統計（確定数）の概況 統計表 第6表 性別にみた死因順位（第10位まで）別死亡数・死亡率（人口10万対）・構成割合.
https://www.mhlw.go.jp/toukei/saikin/hw/jinkou/kakutei17/dl/10_h6.pdf

3) United Nations Department of Economic and Social Affairs Population Dynamics World Population Prospects 2019：Annual Population by Age Groups-Both Sexes（XLS, 16.37 MB）.
https://esa.un.org/unpd/wpp/Download/Standard/Population/

4) Centers for Disease Control and Prevention：National Center for Health Statistics National Vial Statistic Reports Volume 68, Death：Leading Causes for 2017.
https://www.cdc.gov/nchs/data/nvsr/nvsr68/nvsr68_06-508.pdf

5) Mitchell SL：CLINICAL PRACTICE. Advanced Dementia. N Engl J Med, 372（26）：2533-2540, 2015.

6) 朝日新聞デジタル：アピタル 「《10》認知症患者への胃ろう，どうしたらいい？」.

7) 看護roo！：アルツハイマー病の自然経過は予測できる—この人に聞く◎平原佐斗司氏—梶原診療所在宅総合ケアセンター長. ステキナース研究所 日経×メディカル A ナーシング, 2017.
https://www.kango-roo.com/sn/a/view/3994

8) Sclan SG, Reisberg B：Functional assessment staging（FAST）in Alzheimer's disease：reliability, validity, and ordinality. Int Psychogeriatr, 4 Suppl 1：55-69, 1992.

9) 神﨑恒一：アルツハイマー病の臨床診断. 特集 アルツハイマー病の診断治療. 日老医誌, 49（4）：419-424, 2012.

（舟槻晋吾）

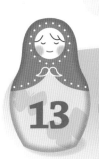
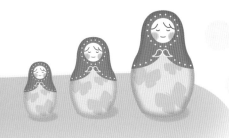

13 腎不全のACP

···· はじめに

　現在，日本の人工透析の人数は年々増加しており，2017年末に慢性透析療法を受けている患者総数は334,505人である[1]．近年患者数の伸びが鈍化しており，2021年の約34万9千人をピークに患者数が減少すると予測されている[2]．

　一方で慢性透析患者の平均年齢は徐々に高齢化しており1985年に50.3歳であったのに対して，2017年に68.4歳と増えている．また同年新規導入した患者の約4人に1人が80歳以上であり，高齢者と腎臓診療は切っても切れない存在となっている．

　近年，臨床医として，80歳以上の高齢の末期腎不全の透析導入をすることが多くなった．

　日本腎臓学会，日本透析医学会などの学会が共同で「腎不全治療選択とその実際」を発行し，全国各地で「療法選択外来」と呼ばれる腎代替療法の情報提供を行う外来が行われている．しかしながら，高齢化に伴い，意思決定支援を行うことが困難な症例に頭を悩ませることが増えている．

　また，日本透析医学会から「維持血液透析の開始と継続に関する意思決定プロセスについての提言」が出されたが，現在も専門家の間で議論が続いている．

　現在，日本人の8人に1人が慢性腎臓病（CKD）であり，高齢化に伴い「腎不全に対するアドバンス・ケア・プランニング（ACP）」がますます重要となる可能性があり本項でまとめたいと思う．

I 腎代替療法の決定とACP

　CKD stageG4-5の状態になると，末期腎不全に至った際の腎代替療法の選択を患者とともに決めていく必要がある[3]．具体的には，このまま腎機能障害が進行して透析が必要な状況になったときに，血液透析を行うのか，腹膜透析を行うのか，腎移植を行うのか，もしくは透析自体を行わないのか（非導入）という4つの選択のなかから患者にとって望ましい方法を決めていく．

　腎代替療法の決定は，医学的な要素もあるが（心機能低下があれば腹膜透析のほうが心負荷が少ないなど），患者の生活背景や患者の人生観を加味しながら決定していく．

　たとえば，自宅での時間を大切している，家族のサポートが得られやすい，自分の身体のことはなるべく自分で管理したいという要望がある場合は，腹膜透析を検討するが多い．逆に，自己管理が難しい，家族のサポートがないなどの場合は血液透析を検討することが多い．

　腎代替療法の決定には，医療者からの情報提供と患者の要望の聴取が必要であり，通常の外来診療で行うことは時間的に難しい．そのため「療法選択外来」という腎代替療法の意思決定を支援する外来が行われている．

　療法選択外来では30分〜1時間ほど，模型やビデオを使って実際の透析をイメージしてもらい，患者のライフスタイルなどもうかがって情報を共有して，意思決定の支援を行う．近年，CKD患者の高齢化により，療法選択外来で新たな問題に遭遇することが増えた．とくに超高齢患者の意思決定支援に関しては，時間をかけて議論を重ねる必要がある．

　90歳以上の超高齢患者で重度心不全や廃用症候群を併発しており，透析を行うこと自体にリスクを抱える症例に関しては，血液透析，腹膜透析，腎移植だけでなく，あくまで選択肢としてではあるが非導入という選択肢もテーブルにあげる必要があると筆者は考える．筆者が経験した1例を報告する．

1 症　例

> 98歳，女性
> 主病名：末期腎不全
> 既往歴：高血圧，脂質異常症，高尿酸血症，鉄欠乏性貧血，慢性便秘症
> 内服薬：シルニジピン錠10 mg/日，バルサルタン錠80 mg/日，アロプリノール錠50 mg/日，アトルバスタチンカルシウム水和物5 mg/日，ラニチジン塩酸塩75 mg/日，クエン酸第一鉄ナトリウム75 mg/日，アスコルビン酸・パントテン酸カルシウム3錠/日，センナエキス錠160 mg/日，ビフィズス菌2錠/日，トリメブチンマレイン酸塩100 mg/日，酸化マグネシウム500 mg/日，球形吸着炭カプセル2,400 mg/日

　70歳頃より腎機能障害を指摘されて，CKD管理を行っていた．徐々に腎機能障害が進行して，98歳の2月にCre5.0 mg/dL，eGFR6.6 mL/分/1.73 m^{2}の状態となった．腎代替療法が必要な状態であったが，ADL低下があり，本人・家族と協議のうえ，透析非導入の方針となり，在宅医療を導入した．以後の経過を時系列で記載する．

4月：在宅医療を導入後に本人・家族と対話を続けて，「病気」ではなく「症状」に対する治療をすることになる．最終的に，体液コントロールと便通管理を中心に治療をする方針となった．結果，内服薬は3種類のみで，CKD管理で行う食事制限はなしとした．

6月：薬が減ったことが原因なのか，食欲が増して，鰻や煎餅なども食べれるようになった．浮腫が出た際には，適宜フロセミド錠を追加して体液コントロールを行った．

7月：血便があり，貧血が進行し，輸血療法を施行．内視鏡検査は本人・家族の希望がなく施行しなかったが，自然に止血した．

9月：徐々に自尿が減り，適宜フロセミド錠120〜200 mg/日まで増量して体液コントロールを行い，呼吸困難なく経過した．緩徐に腎機能障害は進行し，約Cre9.0 mg/dL，BUN80 mg/dLの状態が続いたが，まだ自宅での生活はある程度行えていた．

11月：徐々にADLと食欲が低下し，ベッド上で暮らすことが多くなった．採血ではCre10 mg/dL，BUN100 mg/dLの状態であり，尿毒症の影響が考えられた．本人・家族にも病状を伝えて，今後必要がある際には鎮静を行うこととなった．徐々に嘔気，意識障害，痛み

などの症状が出現したため適宜往診に行き治療を行った．11月下旬に鎮静を行い，ご自宅で永眠された．

2 考 察

　当症例は，末期腎不全に至ったが，協議の結果，非導入の方針となり在宅医療を行った1例である．透析医療は延命治療として非常に優れた医療である一方，時には患者にとって好ましい結果をもたらさない可能性がある．

　例をあげると，2011年のNDT（Nephrol Dial Transplant）の報告では，75〜80歳以上の要介護例で，心疾患などの複数併存症発症例においては「透析導入例」と「透析非導入例」で生存率の差は明確ではないと報告された（図13-1）[4]．

　この報告のように，高齢者CKDで「透析導入例」と「透析非導入例」を比較した報告が世界中からされている．報告によって患者特性が異なっていたり，アウトカム設定が異なっていたりして，報告は多種多様である．

　RCT（randomized controlled trial）は倫理的に行うことがむずかしく，数ある観察研究から実臨床に当てはめていくしか方法がないため，コンセンサスとしてどちらがよいと決めるのは不可能である．

　目の前の患者にとって，一番望ましい選択をするためには，「患者のACP」が大切になる．た

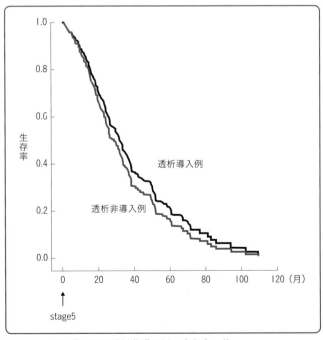

図13-1　透析導入例と透析非導入例の生存率の差

（文献4）より）

とえば，あと1～2年長生きしたいという患者の要望があれば，2年後の死亡率をアウトカムとした観察研究を判断材料にして決めていくとよいかもしれない．実際，2000年のAJKD（American Journal of Kidney Diseases）の報告では，3年後の死亡率は条件付きではあるが腹膜透析のほうがよいと報告している[5]．

　自宅でなるべく長く暮らしたいという要望があれば，自宅にいる時間をアウトカムとした観察研究が判断材料になるかもしれない．2009年のCJASN（Clinical Journal of the American Society Nephrology）の報告では病院に行かない日数で考えると「透析導入例」と「透析非導入例」で有意差はないと報告している[6]．

　また，「透析導入」になってもADLが下がることは情報提供が必要である．2009年のNEJM（The New England Journal of Medicine）の報告では，高齢CKD患者に透析導入を行うと，急激にADLが低下し，導入後12ヵ月の時点で58％が死亡し，生存者のなかで導入時と同等のADLを維持していたのはわずか13％であったと報告している（図13-2）[7]．

　日本透析医学会の報告でも，維持透析患者で1日のなかで半分以上就床している患者は7.0％，1日のなかでずっと就床している患者は5.6％に上ると報告している．

　本症例では，生命予後よりADLを優先し，患者のなるべく自宅で暮らしたいという患者の要望を反映して，きちんと情報提供を行ったうえで「透析非導入」の方針となった．「透析導入例」と「透析非導入例」を比較することは困難であり優劣をつけるものではなく，あくまで選択肢の1つとして「透析非導入」を検討し，実際に行った症例であるため報告した．

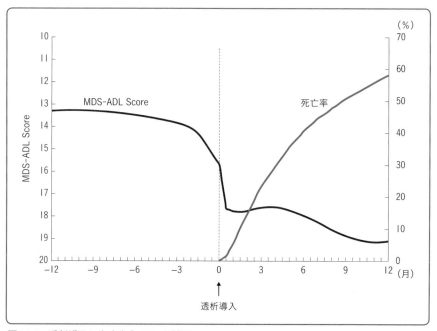

図13-2　透析導入にともなうADLの低下

（文献7）より）

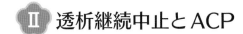 透析継続中止とACP

　これまで，透析になるまでの意思決定の話を中心に触れてきたが，透析を行ってからのACP についても触れたいと思う．透析になる前の段階で透析をしない選択をすることを「非導入」，透析をしていたが何らかの理由でやめることを「継続中止」と呼ぶことが多い．

　「非導入」と「継続中止」の大きな違いは，前者はまだ尿が出ており数ヵ月単位の生命予後を見込めることが多いが，後者は無尿の場合1〜2週間程度で死に至る．

　日本では透析患者の高齢化が進んでおり，終末期における「非導入」や「継続中止」の対応は現場において重要な問題であるにもかかわらず，明確な基準などがなかったため2014年に日本透析医学会から「維持血液透析の開始と継続に関する意思決定プロセスについての提言」が発表された．

　この発表はガイドラインではなく，あくまで「提言」という形であり，「提言」に基づいて医療方針を決定しても法的に免責されるわけではない．今後，議論を積み重ねて成熟させる必要がある．筆者が経験した1例を報告する．

1 症 例

> 83歳，男性
> 主病名：末期腎不全
> 既往歴：多発性骨髄腫，高血圧
> 内服薬：レナリドミド水和物5 mg/日，フェブキソスタット錠10 mg/日

　75歳に多発性骨髄腫の診断となり治療を行っていたが，コントロールが難しく腎機能障害が進行し末期腎不全に至る．シャント造設術を行い，血液透析を導入した．導入後の経過は良好だったが，原疾患，食思不振，ADL低下により血清アルブミン値が低下し，透析中に血圧が保てない状況が続いた．今後の看取りも兼ねて在宅医療を導入する方針となった．以後の経過を記載する．

初回診察：本人は延命治療を行わないことを強く希望しているが，家族はまだ踏ん切りがつかない状況であり，混乱している様子だった．

4回目診察：本人より透析「継続中止」の申し出があり，家族は積極的な治療はせずなるべく自宅での加療をする方針は決まっていたが，透析「継続中止」については未決定の状態だった．

5回目診察：本人・家族・在宅医・看護師で面談を行い，面談内容を透析主治医に報告して協議を行った．一方で，ここ数回の透析では血圧低下が比較的少なかったため，仮決定として今後血圧低下が頻回に起きて，本人に苦痛を伴う場合は，透析「継続中止」の方針とし，後日再び協議する方針とした．

6回目診察：発熱で往診依頼があり，緊急往診．尿路感染症の診断となり抗菌薬治療を開始したが，敗血症性ショックで維持透析を行うことが困難な状態だった．本人は意思表明

が困難な状態であり，家族と再び協議をして本人の意思を尊重して透析「継続中止」
の方針となった．患者の状態をみて，維持透析の再開を検討することとした．

7回目診察：抗菌薬治療を続けたが改善を認めず，永眠された．

2 考 察

当症例は，末期腎不全に至り維持透析を行っていたが，維持透析を続けることが困難となり
透析「継続中止」を行った1例である．

「維持血液透析の開始と継続に関する意思決定プロセスについての提言」では，「維持血液透析
の見合わせ」について検討する状態を明文化している（表13-1）．

当症例では，表内の1），2）ともに該当する状態ではあったが，議論を重ねている段階で敗血
症性ショックになり透析「継続中止」を行った．

また提言では，患者の意思が明示されている場合，もしくは家族が患者の意思を推定できる場
合，医療チームが透析「継続中止」を検討できるとされている．当症例では患者の意思が明確で
あったが，家族の踏ん切りがつかない状態であった．実臨床では，即座に意思が明確になること
は少なく協議を繰り返す必要がある．一方で，当症例のように協議中に全身状態が悪くなる可能
性もある．当症例では，仮決定として決めた方針が，最終的な方針となった．2011年のNEJM
の報告では，約70％の患者が終末期での意思決定を行うことが不可能と報告している[8]．そのた
め，今後変更可能としつつ，仮決定を積み上げることで患者と家族の意向に近づけるような形を
とった．

2018年のCJASNの報告では，透析「継続中止」を行う意思決定者は60％が患者本人で，3割
が家族であり，原因は50％が医学的な合併症，20％がフレイルだった[9]．透析「継続中止」後の
緩和ケアの体制が不十分であることが報告されており，在宅医療との連携が今後の課題である．

当症例では，比較的早期より訪問診療が入り，十分な議論の時間があったとはいえないがある
程度本人の意思を医療チームで確認できる程度の時間は得られた．

表13-1 「維持血液透析の見合わせ」について検討する状態

1）維持血液透析を安全に施行することが困難であり，患者の生命を著しく損なう危険
性が高い場合．
　①生命維持が極めて困難な循環・呼吸状態などの多臓器不全や持続低血圧など，維
　　持血液透析実施がかえって生命に危険な病態が存在．
　②維持血液透析実施のたびに，器具による抑制および薬物による鎮静をしなければ，
　　バスキュラーアクセスと透析回路を維持して安全に体外循環を実施できない．
2）患者の全身状態が極めて不良であり，かつ「維持血液透析の見合わせ」に関して患者
自身の意思が明示されている場合．または，家族が患者の意思を推定できる場合．
　①脳血管障害や頭部外傷の後遺症など，重篤な脳機能障害のために維持血液透析や
　　療養生活に必要な理解が困難な状態．
　②悪性腫瘍などの完治不能な悪性疾患を合併しており，死が確実にせまっている状態．
　③経口摂取が不能で，人工的水分栄養補給によって生命を維持する状態を脱するこ
　　とが長期的に難しい状態．

（「維持血液透析の開始と継続に関する意思決定プロセスについての提言」より）

・・・おわりに

　腎不全とACPについて触れたが，まだまだ議論の余地があり，コンセンサスのない領域である．もともと日本では死についての語りをタブー視することが多く，話し合われないことが多い．さらに腎不全や透析に関しては複雑な要素が絡み合い，議論をすること自体にリスクがあるように筆者は感じている．一方で，腎不全患者の高齢化はすでに始まっており，腎不全とACPは日本社会にとって切っても切れない直視すべき課題である．今後，議論をタブー視するのでなく，慎重かつ確実に各医療者の立場で意見を出し，議論を進めて行く必要があると感じている．

参考文献

1) 日本透析医学界統計調査委員会：わが国の慢性透析療法の現況（2017年12月31日現在）. 透析会誌, 51 (12)：699-766, 2018.
2) 日本透析医学界統計調査委員会：わが国の慢性維持透析人口将来推計の試み. 2012.
3) 平成26年度厚生労働科学研究委託事業：CKDステージG3b-5患者のための腎障害進展予防とスムーズな腎代替療法への移行に向けた診療ガイドライン2015.
4) Chandna SM, Da Silva-Gane M, Marshall C, et al：Survival of elderly patients with stage 5 CKD：comparison of conservative management and renal replacement therapy. Nephrol Dial Transplant, 26 (5)：1608-1614, 2011.
5) Van Biesen W, Vanholder RC, Veys N, et al：An evaluation of an integrative care approach for end-stage renal disease patients. J Am Soc Nephrol, 11 (1)：116-125, 2000.
6) Carson RC, Juszczak M, Davenport A, et al：Is maximum conservative management an equivalent treatment option to dialysis for elderly patients with significant comorbid disease? Clin J Am Soc Nephrol, 4 (10)：1611-1619, 2009.
7) Kurella Tamura M, Covinsky KE, Chertow GM, et al：Functional Status of Elderly Adults before and after Initiation of Dialysis N Engl J Med, 361 (16)：1539-1547, 2009.
8) Silveira MJ, Kim SY, Langa KM：Advance directives and outcomes of surrogate decision making before death. N Engl J Med, 362 (13)：1211-1218, 2010.
9) Chen JC, Thorsteinsdottir B, Vaughan LE, et al：End of Life, Withdrawal, and Palliative Care Utilization among Patients Receiving Maintenance Hemodialysis Therapy. Clin J Am Soc Nephrol, 13 (8)：1172-1179, 2018.

（森 維久郎）

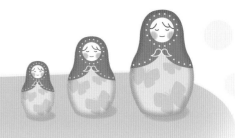

14 神経難病のACP

···はじめに

　神経難病は，現在は根治不能である筋萎縮性側索硬化症（amyotrophic lateral sclerosis：ALS），パーキンソン病，多系統萎縮症など，神経変性疾患を多く含む．多発性硬化症，重症筋無力症など，過去と比べて治療成績が向上している自己免疫の関与した神経難病もあるが，神経変性疾患においてはパーキンソン病をのぞき，残念ながら現代においても過去の治療成績と大きく差はみられず，アドバンス・ケア・プランニング（ACP）は一人ひとりの患者にとって重要な課題である．神経変性疾患の症状や経過は疾患により異なり，個別の対応が必要であるが，共通点もある．それは病状が人の加齢をなぞるように進行するということである．

　人は病気にかかったり事故にあったりしなければ徐々に足腰が衰え，歩くスピードが遅くなり，杖を使うようになり，いつしか歩くことができなくなる．徐々にむせやすくなり，さらには食べる量が減る．歩くことができなくなればおむつをつけて生活することになり，食事は徐々に難しくなり，寝たきりとなる．いずれ食事がとれなくなればゆっくりと死に向かうことになる．この下り坂を30年，40年かけて降りていくなかで，自らの老いを受け入れ，家族の老いを受け入れ，備えていくものだと思うが，変性疾患の共通点は，疾患の差はあっても，衰えのスピードが速くなる（坂の勾配が急になる）ということだろう．本来30年，40年かけて降りていく下り坂を，ALSであれば3〜5年，多系統萎縮症であれば5〜10年ほどのスピードで降りていくため，受け入れも，備えも追いつかなくなることが多い．

　しかし，神経変性疾患は発症から間もない状況で，「来週突然歩けなくなる」，「来月呼吸が止まる」というような急激な進行経過をとるということはあまりない．勾配が急になってしまったとしても，より安心して，より納得して坂を下りていけるよう，身体的なケアはもちろん，精神的にも，制度的にもサポートをしていく必要がある．そして医師や病院のスタッフだけではなく，多職種スタッフとの連携を通して，患者とその周囲の人々にとってどんな選択が，より「なじむ」のかを模索していく．その模索のなかで患者本人，家族，医療者が意思決定についておよそ同じ方向を向くことが，どの神経変性疾患でも重要である．

　以下に主要疾患におけるACPについて記載するが，同一疾患であっても個人差が大きいという点は念頭に置く必要がある．病初期においては一般的なその疾患についての情報を提供すべきだが，典型的な経過をたどらない症例も多く，経過をみながら症例ごとに話し方を変える必要がある．

Ⅰ ALSの場合

　ALSは全身の筋力が低下することでADLが低下していき，嚥下障害，栄養障害，呼吸障害を伴い死に至る疾患である．嚥下障害への対策である胃ろうに関しては，現在では，胃ろう造設し栄養補給を行うことにより，QOLが維持され，終末期の栄養療法や緩和医療が可能になるため，その必要性を十分に説明する．そして，体重減少，呼吸機能の低下が出現し，希望がある場合にはできる限り早期に造設を行うべきである．呼吸障害への対策である人工呼吸器に関しては「呼吸状態が厳しくなった場合は人工呼吸器を装着し療養を継続するか，それとも寿命と捉えるか」という非常に厳しい問いを含んでいる．気管切開をして人工呼吸器を装着した場合には余命は平均10年程度延長されるため，数週，もしくは数ヵ月の延命を念頭に行われる呼吸器内科疾患や，循環器疾患の場合の人工呼吸器装着とは異なる説明や考え方が必要である．

　人工呼吸器には気管切開をして侵襲的陽圧換気を行うTIV（tracheostomy invasive ventilation）と，マスクによる非侵襲的陽圧換気NPPV（non-invasive positive pressure ventilation）がある．TIVによる呼吸療法にはデメリットとメリットの両方がある．デメリットは，導入後もALSの症状は進行するため，導入後およそ4,5年で四肢は完全に動かなくなってしまい，その状態で療養を継続しなくてはならないことである．また，かつてALSは運動ニューロンに限局して障害を受ける疾患とされていたが，病理学的にはTIVを導入した多くの症例で運動ニューロン以外にも病変は拡大しており[1]，それに付随したさまざまな症状（血圧変動，低体温，排尿障害など）も出現してくる．長期にわたるTIV導入下での療養では，肺炎，尿路感染がほぼ必発である．また，本人の負担とともに介護者の負担が大きくなることも無視できない．一方メリットは余命が大きく伸びることである．生命があるということ，人が生きてそこにいるということにはとても大きな意味があるということを，高度の意思伝達障害をもちながら生きている患者や，その家族を通じて感じることも少なくない．

　呼吸器装着に関する意思決定の時期については，進行が遅くADLのよい症例では呼吸機能の推移をみつつ，数ヵ月の単位で意思決定を待つことができるが，進行の速い症例では早急な対応が必要である．理由は2つあり，1つは，先に述べたようにALS患者では胃ろう造設はほぼ必須であるが，呼吸機能が著しく落ちた状態での胃ろう造設は呼吸機能悪化や造設後の急変のリスクを伴うからである．もう1つは，進行の速い症例において意思決定がなされないまま数ヵ月が経過すると，呼吸障害による急変が起こり得ることである．本人，家族の方針があいまいなまま気管内挿管が行われた場合は，「装着を希望していなかったのに装着された」，「介護をしてゆく覚悟がないのに介護をしていかなくてはならなくなった」というジレンマを抱えながら長い年月を過ごしていかなくてはならなくなる．TIVを導入し，生き生きと人生を歩まれている患者がいる一方で，苦しく，不本意な療養生活を送っている患者がいることも厳しい現実として受け止めなければならない．

　TIVについての意思決定を先延ばしにするため，NPPVが導入されることがある．世界的な流れとしては胃ろうと同じくNPPVも呼吸療法として早期から導入すべきであるという方向にあるが[2,3]，NPPVからTIVに移行しない例では苦痛緩和に困難を伴うケースもある．筆者はTIV導

入をしない例へのNPPV導入は盲目的に行うべきではなく，できる限りNPPV導入の必要がない段階での意思決定が重要と考えている．

　ALSの意思決定には，本人，家族のこれまでの人生，考え方，経済状況などのあらゆるものが反映されるため，病初期から繰り返し情報提供を行いながら，話し合いを重ねる必要があり，単回の病状説明で解決するものではない．また，いつでも方針の変更は可能であること，どちらの選択をしてもわれわれは全力でサポートするという姿勢，またそれが可能な体制作りが大切である．

Ⅱ パーキンソン病・その他のパーキンソン症候群の場合

　パーキンソン病は，固縮，振戦，寡動，姿勢反射障害を主症状とする変性疾患であるが，典型的なパーキンソン病の場合はL-DOPA製剤で長期にわたり症状をコントロールできる．病初期でとくに注意すべきは，岩田　誠先生が「この病気は治らないけれど，薬が近視の私にとっての眼鏡みたいな役割をしてくれます」と表現されているように[4]，**難病であるということで患者がこの疾患を深刻に捉え過ぎないようにすることである．**

　パーキンソン病の患者のなかでも高齢発症で比較的経過のよい例は「加齢として納得のいく衰え方」に近い進行を呈することもあるが，病状の進行が早い例では，適切な時期に「嚥下障害によって食べられなくなったとき」，「呼吸状態が深刻になったとき」についてどのようにしたいか，話をしておく必要がある．経過のよいパーキンソン病であれば年単位でゆっくりと情報を共有していけばよいが，その他のパーキンソン症候群の場合は月の単位で病状が変化していくこともあるため，あまり悠長に待てないこともある．多系統萎縮症については，時にALS例に近いスピードで嚥下障害が進行することもあり，さらに声帯外転障害による気道狭窄が起こることもあるため，病初期から慎重かつ十分な情報提供が必要である．

Ⅲ 脊髄小脳変性症の場合

　約30％の症例は遺伝性であり，その病型によって異なる説明が必要になる．必ずしも小脳症状だけではなく，パーキンソニズム，認知機能低下，末梢神経障害などを伴う病型もある．遺伝性の症例では，遺伝子カウンセリングも重要である．孤発性で小脳症状に限局した進行の遅い症例については，経過のよいパーキンソン病と同様，天寿を全うする症例も多い．

参考文献

1) Hayashi K, Mochizuki Y, Takeuchi R, et al：Clinicopathological characteristics of patients with amyotrophic lateral sclerosis resulting in a totally locked-in state (communication stage Ⅴ). Acta Neuropathol Commun, 4 (1)：107, 2016.
2) Lechtzin N, Scott Y, Busse AM, et al：Early use of non-invasive ventilation prolongs survival in subjects with ALS. Amyotroph Lateral Scler, 8 (3)：185-188, 2007.
3) 日本神経学会：筋萎縮性側索硬化症診療ガイドライン2013. 南江堂, 東京, 2013.

4) 井口正寛, 石山貴章(編)：神経内科. Hospitalist, 5 (1), メディカルサイエンスインターナショナル, 2017.

（林 健太郎）

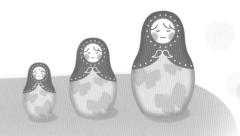

15 膠原病のACP

⋯はじめに

シクロホスファミド（エンドキサン®）を中心とした免疫抑制薬やインフリキシマブ（レミケード®）やリツキシマブ（リツキサン®）などの生物学的製剤の登場は，膠原病の予後を大きく改善させた．ステロイド治療がなかった時代には，多くの血管炎症候群や全身性エリテマトーデス（systemic lupus erythematosus：SLE）の患者は発症から数ヵ月で亡くなっていた．ステロイド治療の導入によって大幅な予後改善がもたらされたのである．1980～1990年代には免疫抑制薬の使用が，2000年代には生物学的製剤が生存率のさらなる改善につなげた（**表15-1**）[1～3]．膠原病の現在の治療目標は，疾患の寛解維持である．さまざまな工夫でいかに寛解率を上げ，それを維持させるかが最大のテーマである．さらにSLEや関節リウマチなどの**リウマチ性疾患では，妊娠出産や動脈硬化性病変，悪性腫瘍やステロイドの適切減量など**が焦点となっており，長期間のQOL維持が目標となっている．しかし，非がん性疾患としての終末期ケアを必要とする膠原病患者がいるのは確かである．

表15-1 代表的なリウマチ性疾患の生存率

疾患名	5年生存率（一部は標準化死亡比）
全身性エリテマトーデス（SLE）	1950年代　　　約40% 1980年代以降　約90%
皮膚筋炎・多発筋炎	1971年～1985年 52～65% 2001年～2006年 75～95%
混合性結合組織病	98%
全身性強皮症	標準化死亡比 3.53
関節リウマチ	1981年～2001年　標準化死亡比 2.26[2] 2001年～2011年　標準化死亡比 1.49[3]
大動脈炎症候群（高安病）	10年生存率 92%　15年生存率 86%
結節性多発動脈炎	87.9%
顕微鏡的多発血管炎・多発血管炎性肉芽腫症	7～8年生存率　72～88%
好酸球性多発血管炎性肉芽腫症	70～90%

（文献1～3）より）

I 総 論

　膠原病は，悪性腫瘍と比較して予後予測が困難である．膠原病患者のアドバンス・ケア・プランニング（ACP）に関する研究や臨床経験知は非常に乏しい．膠原病患者のACPを考えるうえで，最も重要なポイントは，ACPを始めるタイミングを意識することである．慢性経過で低め安定していた膠原病患者が亡くなった際に，主治医が思っていたよりも早かったと感じることも多い．「早い」というよりも予期すらもしていないこともある．また，繰り返す急性病態で入院し，前回同様に改善すると思って強力な治療を行うが，改善せずに亡くなることもある．このような場合，主治医は，亡くなる直前まで終末期であることを認識できないことがある．前述したようにがん性疾患ほどに膠原病疾患の予後を予測することは難しい．だからこそ「目の前の膠原病患者がこれから1年以内に亡くなっても自分は驚かないだろうか？」と自問自答してほしい．もしも答えが「驚かない」であるなら，ACPを始めるタイミングである．

　また慢性経過のリウマチ性疾患患者が入退院を繰り返し，徐々にフレイルが進行している際もACPを始めるタイミングといえる[4]．入院患者では，「一般病棟からICUへ移したほうが安全かもしれない」と考えたときがACPを始めるタイミングである．

II 各 論

【事例①】50代，女性

　X年2月から労作時呼吸苦，皮疹，乾性咳嗽が出現した．徐々に息切れが強くなり，平坦な道でも1kmを歩くのがやっとになった．4月の当科受診時には，ヘリオトロープ疹，ゴットロン徴候・丘疹，逆ゴットロン丘疹があった．筋力低下はなく，クレアチニンキナーゼ（CK）はごく軽度の上昇で間質性肺炎を認めた．抗MDA-5抗体が検出され，急速進行性間質性肺炎を合併した無筋症性皮膚筋炎と診断した．受診翌日からタクロリムス（プログラフ®），シクロホスファミド点滴パルス，メチルプレドニゾロン（ソル・メドロール®）パルス療法から高用量プレドニゾロン経口内服を開始した．その後もシクロホスファミド点滴パルス，メチルプレドニゾロンパルス療法を繰り返したが，亜急性に浸潤影と酸素化能が増悪した．進行する呼吸不全のためにICUへ移り，非侵襲的陽圧換気療法（non-invasive positive pressure ventilation：NPPV）や高流量式鼻カニュラ酸素療法を使用した．酸素化能の悪化に伴い，呼吸苦が強くなり，気管挿管して，人工呼吸器管理とした．その3日後のX年6月に亡くなった．呼吸不全のために亡くなる可能性が高いことを家族にしっかりと説明できたのは，人工呼吸器管理になる前日であった．

　事例①のように，一般的な寛解導入療法では，病状のコントロールがつかず，診断から1年以内で亡くなってしまう患者群がいる．"fulminant course"といわれる経過である．"fulminant course"になる膠原病患者がどの程度いるかの詳細はわかっていないが，シクロホスフォミドと高用量プレドニゾロンを使用しても10％の血管炎症候群が診断から1年以内で亡くなっているという報告がある[3]．早期診断，強力な免疫抑制薬治療，さまざまな対症療法の進歩によって，以

前であれば救命が不可能であった膠原病患者を救命できるようになってきた．

　数年が経過して事例①を振り返ると，エンドトキシン吸着療法，免疫グロブリン大量療法，リツキシマブの投与，緊急での生体間肺移植など，現在なら試みたであろう治療方法が残っている．重篤な病状のために長期入院を余儀なくされた患者に，外来診療後に病棟を訪れてもらうと，治療にかかわった看護師から「こんなに元気になったんですか．すごいですね!!」と驚かれることが本当に多い．だからこそ，回復の望みを捨てずに，病状がどんな重篤であっても，強力な治療を膠原病科医は押し進めるのである．しかし，亡くなる直前までpoint of no return（帰還不能点）を超えてしまっていることに主治医が気づかず，適切な終末期ケアを患者・家族に提供できないことがあるのも事実である．ICUでの膠原病患者の予後は，ほかの患者群と比較して悪い．とくに皮膚筋炎・多発筋炎の患者がICUに入室するほどに病状が悪化すると，死亡率が80％と非常に高くなる[5]．膠原病は外来診療で完結できるようにがんばる病気である．一般病棟からICUへの移動を考えている時点で，ACPを始めなくてはいけないのである．

【事例②】80代，男性

　50歳のときに関節リウマチと診断され，抗リウマチ薬を開始した．65歳頃に間質性肺炎を合併し，ブシラミン（リマチル®），サラゾスルファピリジン（サラゾピリン®），プレドニゾロンの併用治療を行っていた．70代で限局期前立腺がんに対してホルモン療法を開始した．同時期に脳梗塞と心筋梗塞を発症し，その後も複数回繰り返した．78歳時に胸腰椎圧迫骨折を発症した．活動性の関節リウマチに対して抗TNFα阻害薬であるゴリムマブ（シンポニー®）を開始して，プレドニゾロンを中止した．最近は，腰痛のために歩行が困難となり車椅子で娘とともに受診するようになった．関節リウマチ以外にも陳旧性脳梗塞，心筋梗塞，骨粗鬆症性圧迫骨折などの多数の併存症があり，明らかにフレイルが進行していた．遠方からの通院であり，今後，上気道炎などの軽症感染症でも体調を崩すことが多くなることが予想される．在宅診療医との2人主治医制の提案や，今後，体調悪化していった場合にどのように過ごしていきたいかなどの話を外来診療に盛り込み始めた．

・・・おわりに

　人は4つのパターンで亡くなる（図15-1）[7]．1つ目は，交通事故やクモ膜下出血，心筋梗塞などが原因の突然死である．2つ目は，ぎりぎりまで身体の健康な状態を保ち，その破綻直後に病死に向かうがん死である．「つい最近まであんなに元気だったのに……」といわれるゆえんである．3つ目は，心臓・腎臓・肝臓などの重要臓器不全のために，よくなったり悪くなったりを繰り返しながらゆっくり悪化していく病気である．現病が悪化した際には入院治療するが，回復が得られなければ病院で亡くなる場合が多い．4つ目が認知症や"いわゆる"老衰で亡くなる場合である．膠原病は，認知症のように緩徐に悪化していく慢性疾患というよりも，急性病態を何度も繰り返しながら，不可逆的なダメージを残しながら悪化と改善を繰り返す慢性疾患である．心不全や腎不全に近いが，急性増悪の頻度が高く，増悪の理由も原病の悪化だけではなく，感染症や薬剤の副作用など多様である．がん死に比べて，膠原病のような慢性疾患の予後を予測することは難し

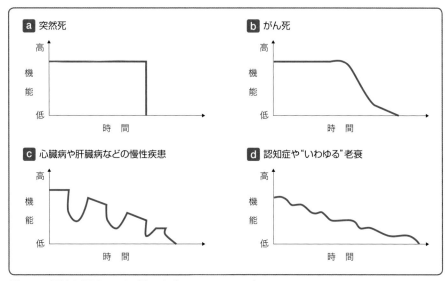

図15-1 死亡に至る4つのパターン（illness trajectory）

（文献7）より改変）

い．「目の前の膠原病患者がこれから1年以内に亡くなっても自分は驚かないだろうか？または，繰り返す入退院のためにフレイルが進んでいないだろうか？」と考え，ACPを開始するタイミングを逸しないことが重要である．

〜〜〜〜〜 参考文献 〜〜〜〜〜

1) Wolfe F, Michaud K, Gefeller O, et al：Predicting mortality in patients with rheumatoid arthritis. Arthritis Rheum, 48（6）：1530-1542, 2003.

2) Listing J, Kekow J, Manger B, et al：Mortality in rheumatoid arthritis：the impact of disease activity, treatment with glucocorticoids, TNF α inhibitors and rituximab. Ann Rheum Dis, 74（2）：415-421, 2015.

3) Wallace DJ, Pisetsky D, Schur PH, et al：Overview of the management and prognosis of systemic lupus erythematosus in adults. UpToDate®.

4) Simon S, Schwarz-Eywill M, Bausewein C：Palliative care in rheumatic diseases：a first approach. J Palliat C, 24（4）：270-273, 2008.

5) Bourgarit A, Le Toumelin PL, Pagnoux C, et al；French Vasculitis Study Group：Deaths occurring during the first year after treatment onset for polyarteritis nodosa, microscopic polyangiitis, and churg-strauss syndrome. Medicine（Baltimore）84（5）：323-330, 2005.

6) Peng JM, Du B, Wang Q, et al：Dermatomyositis and polymyositis in the intensive care Unit：a single-center retrospective cohort study of 102 patients. PLoS One, 11（4）：e0154441, 2016.

7) Murray SA, Kendall M, Boyd K, et al：Illness trajectories and palliative care. BMJ, 330（7498）：1007-1011, 2005.

（三好雄二）

第5章

ライフステージの
視点から考えるACP

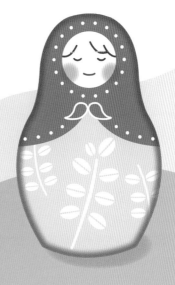

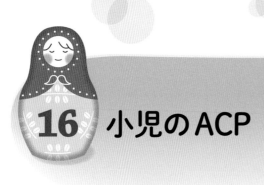
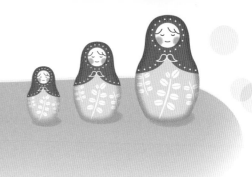

16 小児のACP

Ⅰ 小児のACP

アドバンス・ケア・プランニング（ACP）とは，将来の病状変化を見定めたうえ，起こり得る事柄について患者，家族および医療関係者などで話し合い，これからの治療・ケアの計画を定めていく「プロセス」を意味している．**小児における体系的なACPプログラムは，ACPの主体者であるべき小児の意思決定能力が低く法的権限が制限されている，疾患の予後が不確実，社会的な環境の影響などさまざまな要因が複雑に絡み合っているため，世界的にみても効果的な一律のプログラムは存在していない**[1]．しかし小児のACPが患者および家族にとって有益であったとする報告は多く，各国で重篤な疾病を有する小児における意思決定についてのガイダンスやガイドラインが策定中である．わが国ではACPの重要な一部分を占める重篤な疾患をもつ新生児・子ども・家族との話し合いのガイドラインとして，2004年3月に「重篤な疾患を持つ新生児の家族と医療スタッフの話し合いガイドライン」[2]が，また2011年2月には「重篤な疾患を持つ子どもの医療をめぐる話し合いのガイドライン」[3]が公開された．現在は2012年4月20日倫理委員会で承認されたものが小児科学会HPに公表されている．

Ⅱ 小児でACPが必要となる背景

医療技術の進歩に伴い，重篤な疾病を有する児がさまざまな医療的サポート（例：呼吸不全に対する在宅人工呼吸療法，経口摂取不可能児に対する経管栄養，経静脈栄養など）を受けながら，生命を維持することができるようになってきた．複雑な疾病を有し医療的サポートが長期となっている児は健常児に比較して予期せぬ突然死のリスクが高く，また慢性疾患の緩徐進行に伴う死のリスクも存在している．小児患者では原病悪化に伴い誰もが死を覚悟した状況から驚くほどの回復をみせる者もおり，正確な死亡時期の予測は不可能である．しかしこのような状態にある児について蘇生を行っても後遺症なき生存を得られることはまれであり，またそのような積極的な治療自体が患児にとって無益である可能性が高い．したがって，**高度な医療的サポートを要する児や悪性疾患，慢性疾患の進行・悪化を認識した場合，今後臨床経過によって起こり得る事柄（そのなかには予期せぬ死や突然死が起こり得ることも含む）について，患児本人，家族と話し合う準備を開始する必要がある．**生命の危機に面してから話し合いを開始するのはタイミングとして適切ではない．

Ⅲ 小児のACPに取り組むために

　小児のACPでは，子どもにとって最善の利益が得られるケアプランについて，患児本人，家族，医療者で話し合う必要がある．小児医療は子の代弁者であり法的責任者でもある保護者と話し合いながら医療方針を決定してきたという特徴があり，ACPの本質が患者・家族と話し合う，ということであれば小児医療はACPの本質に近いことを昔から行ってきた．しかし小児科医－患児・保護者の関係性はパターナリズムに陥りがちでもあり，その反省からも話し合いのガイドライン3)では医療側が独善に陥ったり，医療側の論理で暴走しないように再三注意を促している．このガイドラインは「プロセス」のガイドラインであり，参照したらすぐに何らかの結論を出せるものではない．医療者と家族が子どもにとって何が最善なのかを話し合い，合意形成していくプロセスにおいて重要な事柄について述べられており，これらは重篤な疾患をもつ子ども達の家族との話し合いだけではなく，すべての子ども，家族との話し合いに重要な基本姿勢が述べられている．このなかで基本的事項として「子どもの気持ちや意見を最大限尊重する」と記載がある．児童の権利に関する条約第12条1項4)には「締約国は，自己の意見を形成する能力のある児童がその児童に影響を及ぼすすべての事項について自由に自己の意見を表明する権利を確保する．この場合において，児童の意見は，その児童の年齢及び成熟度に従って相応に考慮されるものとする」と記載されている．現在の小児医療の現場において，患児への病名・病状説明はなされるようになってきているが，まだまだ発達状況に応じた方法にはなっていない5)．したがって小児のACPに取り組むためには，当事者である患児に対して，年齢および発達状況(表16-1)に合わせて疾病について十分な説明を行い，そのうえで患児がどのような想いや意思をもっているのかを確かめながら，自分のケアについての話し合いや方針決定に関与が得られるようにすることが重要である．

　さて，子どもにとって何が最善であるのかについては以前から議論されてきているが，いまだ答えは出ていない．主観的・客観的概念である「最善」について話し合いをもたなければならないが，自らの意思を適切に表出することができない乳幼児が患者だった場合，話し合いの相手は通常，家族(とくに父と母)となることが多い．家族の意見は「子ども(がこう思っている・感じてい

表16-1　年齢および発達状況に応じた疾病概念の理解

年齢層	疾病理解
乳児期	理解不能
幼児前期(1～3歳)	理解はあやふや 悪いことをした罰や罪
幼児後期(4～6歳)	悪いもの(細菌やウイルスなど)が身体に入ってきた
学童期	何らかの原因があり，結果として疾病が発症している事が理解可能 生理学的な理解は困難
思春期	成人とほぼ同等の理解が可能 思春期特有の心性への配慮が必要

るだろうという）の意見」,「親（保護者である自分達の感情・宗教・文化・思想的な背景から）の意見」の2つを含有していることに注意しなければならない．小児期に死に至るような重篤な疾患は先天性疾患（先天奇形や染色体異常）と悪性腫瘍が多くを占めている[6]が,とくに先天性疾患をもつ児の両親が抱きやすい自責の念は家族の意向に強く反映されていることがある．したがって,保護者の意見が必ずしも「子どもにとっての最善」と思われるものではないこともある．また思春期以降では患児本人が自らの感情や考え,意思を表出する機会が増えてくるが,親などの家族を想って自分の本当の気持ちを隠したうえで家族が望む（喜ぶ）選択をする児もいる．小児心理士,チャイルドライフスペシャリスト,ホスピタルプレイスペシャリスト,ソーシャルワーカーなどと協同し,子どもがアート,遊び,音楽,普段の会話や文章などを通じて自己表現できるようにすることで子どもの気持ちや想いへの理解を深めることができる．また成人領域で用いられることがあるFive Wishesの小児版であるVoicing My Choices（思春期および若年成人）やMy Wishes（学童）などを用いることも患児の気持ちを理解する助けになるかもしれない．

　子どもにかかわる多職種からなるチームで患児,家族と「何が子どもにとっての最善になるのだろうか」を繰り返し話し合う「プロセス」が,小児のACPにおいてもっとも大切な取り組みといえよう．

・・・ おわりに

　小児のACPを行うために,子どもにかかわり合いをもつ医療関係者は子ども達のアドボカシーとなって,日々のかかわり合いのなかで子どもの主権を尊重していく必要がある．そのうえで,臨床経過によって将来に起こり得るイベントについて,年齢や発達状況を加味した丁寧な説明を受けた医療の主体たる本人と家族と話し合うことができるだろう．

〜〜〜〜〜〜 参考文献 〜〜〜〜〜〜

1) Lots JD, Jox RJ, Brorasio GD, et al：Pediatric advance care planning：a systematic review. Pediatrics, 131：e873-880, 2013.
2) 重篤な疾患を持つ新生児の家族と医療スタッフの話し合いのガイドライン.
http://jsnhd.or.jp/pdf/guideline.pdf
3) 日本小児科学会倫理委員会小児終末期医療ガイドラインワーキンググループ：重篤な疾患を持つ子ども医療をめぐる話し合いのガイドライン.
https://www.jpeds.or.jp/uploads/files/saisin_120808.pdf
4) 外務省：児童の権利に関する条約.
https://www.mofa.go.jp/mofaj/gaiko/jido/pdfs/je_pamph.pdf
5) 田中恭子：インフォームドアセント, インフォームドコンセントのコツ. 小児内科, 49 (9)：1382-1387, 2017.
6) 厚生労働省：人口動態調査2018年. 死因順位別にみた性・年齢（5歳階級）別死亡数・死亡率（人口10万対）及び割合.

（小松充孝）

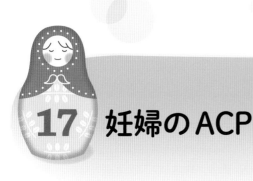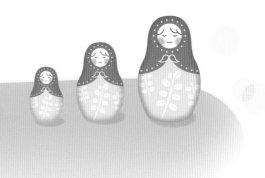

17 妊婦のACP

I 妊婦がACPを必要とする背景

妊娠するということはつまり妊娠女性が母親になるということ，そして家庭に家族が増えるということである．核家族化，晩婚化，共働き家庭が増えているなどさまざまな家族背景が存在する．子どもをもつということ自体もその家庭ごとにタイミングや考えることの内容も多様である．われわれ医療者はそういった多様化する家庭ごとに対応をし，すこやかに子育てしやすい社会の一翼を担うことが重要である．

具体的にアドバンス・ケア・プランニング(ACP)において介入が必要なタイミングは以下と考える．

①妊娠前に考えておくこと
②妊娠がわかった時点で考えること
③出生前診断を受ける場合
④何らかの疾患を胎児がもつことが発覚した場合

これらについて具体的に一項目ずつ解説する．

II 妊娠前に考えておくこと

産婦人科では日々さまざまな背景の妊婦さんと遭遇する．初産婦，経産婦，未婚でシングルマザーになると決意している妊婦，若年妊婦，死産歴のある妊婦，再婚で新しい配偶者との子を妊娠している妊婦，言葉がまったく通じない外国人の妊婦，合併症を有する妊婦，あげていけばきりがないほどバリエーションに富んでいる．

日ごろわれわれがよく経験するのは，妊娠が何事もなく予定日近くまでもつだろうという考えの妊婦が突然入院することになり，誰もサポートがない，上に子どもがいる場合には子どもの面倒をみる人がおらず，入院ができないという状況であったり，子どもの預け先がなく，配偶者が長期にわたり仕事を休まざるをえないなどの問題である．

まず，とくに上に子どもがいる場合には，養育する・面倒をみるマンパワーが必要となる．それについては何かあったときの備えを家族，そして家族内サポートがなければ公的資源でのサポートも入れていくことも必要で，これには医師，看護師，助産師，medical social worker (MSW)および地域との連携が重要である．

また，家系内に遺伝形式が判明している遺伝病の家族歴がある場合，その子どもにその疾患が

発生する可能性があるのか，どれくらいの確率なのかなどを知ったうえで家族計画を立てるということもあり得る状況である．

　前児が染色体疾患である場合に次子に再発する可能性，そしてそれを検査する手段があるのか，などそれについては遺伝カウンセリングの範疇となる．こういったケースでは前児出産後，落ちついたところで改めてカウンセリングを行う時間を設け，患者・家族にとって必要な情報提供を行う機会を得ることが必要である[1]．

Ⅲ 妊娠がわかった時点で考えること 出生前診断を受けるとき

　近年，出生前検査の情報が多く氾濫しており，検査に対する関心も高まっている．しかしそれ自体はよく理解して受ける必要がある．その意味合いをわからないまま検査を受ける患者にもよく遭遇する．検査にはどのような種類があり，その一つひとつの検査の限界，解釈，特性などを十分理解をしたうえで受けることが望ましい．

　たとえば羊水検査や絨毛検査という確定的な検査において，親の相互転座などの遺伝的要因を思いがけず発見する（incidental findings）可能性もある．それについても説明をしておく必要がある．これはつまり，子どもの染色体検査を行うつもりが自分たち親の遺伝情報まで包括される検査であるということである．

　遺伝学的知識を有する臨床遺伝専門医，あるいは遺伝カウンセラーが時間をかけて，患者夫婦のニーズにあわせて，その後の選択を援助する遺伝カウンセリングを受けてもらうのも1つの手段である．こういった体制が不十分な場合，遺伝カウンセリング可能な施設に紹介することも1つの選択であり，情報提供は必要であろう．

　検査の選択，カウンセリングには可能であれば夫婦が同席したほうがよいと考えられる．カップルの間での微妙な考え方の違い，不安に思う内容が異なることもある．その間をつなぐ役割もカウンセリングに含まれる．カップルの意見が異なっていたとしてもそれを話し合い，わかり合うお手伝いをすることが患者の安心にもつながる．出生前診断についての遺伝カウンセリングによって患者家族は妊娠についてどのような選択を行っていくのかの意思決定（informed decision making）を行うことが可能となる，その過程が出生前検査の満足度を高めるとの報告もある[1,2]．

Ⅳ 何らかの疾患がみつかった場合

　どんな患者も胎児に何らかの疾患がないかを心配し，それで出生前検査を希望することが多い．しかし，そもそも出生前検査といっても対象は染色体疾患中心であり，その他，染色体疾患には関連しない形態異常がみつかることもある．それを告げられたとき，動揺しない患者はいない．治療法があると話ができればよいが，きわめて予後の悪い疾患である場合には受容するにも時間がかかり，長期的なサポートが必要となる．

　ここで妊娠中断が可能な週数でみつかった場合と，妊娠中断という選択ができない週数でみつ

かった場合にわけて対応を考える必要がある.

1 妊娠中断が可能な週数でみつかった場合

　何らかの異常所見があった場合に，頭が真っ白になり妊娠中断をしようと短絡的に思う患者，家族はいるかもしれないが，実際，患者自身はそれを目前に心から中断をしたいと考える人ばかりではない．せっかく授かった命なので，ではどんな疾患が考えられて，その予後など含め，自分の子どもがどう成長していくのか，あるいはその可能性がどの程度かを聞いて，家族でどうするのか選択する．その過程を支援するのがわれわれ医療者の役目である．**そこに中断をしたほうがよいだとか，中断はしないほうがよいとかという主観が入ってはならない．あくまで客観的に得られた情報のなかで患者が必要とする情報を提供する．**

　そしてそのなかで継続をするということも中断という選択も，患者にとってはつらく不安を抱えることになる．妊娠を継続した場合には反復して胎児の状態を評価し，妊娠経過中に小児科医やそのほか，関わるであろう科の医師や看護師などの多職種とも連携し，胎児，出生後の児との時間をより具体的に感じられるよう支援を行う．

　出生後NICU入院が必須の児に関してはあらかじめNICUスタッフと連携し，NICUの見学や新生児科の医師からの説明などの橋渡しも重要な患者支援となる．

　中断を選択をした場合，患者自身がみえない罪悪感と戦っている場合がある．それでよかったのか？ 常に自問自答している患者もいるだろう[3,4]．

　可能な限り患者，家族の意見，思考過程を傾聴し，その選択に至った過程を知ることも重要である．

2 中断ができない週数でみつかった場合

　基本的に妊娠を継続する選択となるが，妊娠期間中に患者自身，そして家族はさまざまな不安を抱えていくこととなる．それに対しての対応にマニュアルはない．しかし，妊娠している患者自身はもちろん家族は，どういった子どもが生まれてくるのか，どのような発育をしていくのか，発達をしていくのか，あるいはどれくらいの生命予後なのか，自分たちはどのようなことを覚悟しなければならないのか，それらを考えなければどのようにその不安と向き合うべきかわからないままである．**われわれ医療者もそれを患者がどのように受け止め，どのような情報をほしがっているのか，その過程に寄り添いながら，医療者としてできる支援を組み立てる必要がある**[3,4]．

　実際の支援では産婦人科医師だけでなく，新生児科医師，そのほか専門科医師，看護師，MSWが協力をする必要がある．

　分娩に際しては外科的介入が必要であれば手術部門との連携も必須である．妊娠期間を通じて，1回に限らず何回も時間をかけて病状説明や，患者の現在の受け止め方や理解を確認するため，面談の場を設けること，多職種でカンファレンスを行うことが重要である．小児科側の分娩後の治療あるいはフォローはどうなっていくのか，具体的な話をしてもらう場を設けることも非常に重要である．

　①の場合も②の場合も分娩後も身体的，精神的なフォローが必要である．まわりの人に患者
も自分の状況や悩みを放出できずに悩んでいることもある．子どもがNICUに入院した場合は
NICUスタッフとも情報共有し，退院後は地域への橋渡しをするなど，患者家族を長期的にサ
ポートすることも重要である．同様の境遇の患者の会やサポートグループの紹介も患者の助けに
なることがある[3]．

・・・ おわりに

　さまざまな背景を抱える妊婦がいて，近年の出生前検査や超音波検査の技術向上にともないわ
れわれ医療者が考えねばならないことは複雑化，多彩になってきている．医療者には知識をアッ
プデートし，患者に必要な情報提供を行い，多職種でサポートすることが求められる．

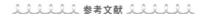

参考文献

1) Genetic：The New York-Mid-Atlantic Consortium for Genetic and Newborn Screening Services. Washington（DC）. 2009.
2) 関沢明彦, 佐村　修, 四元淳子（編著）：周産期遺伝カウンセリングマニュアル. 中外医学社, 東京, 1-2, 2017.
3) 竹内正人（編著）：赤ちゃんの死を前にして. 中央法規出版, 東京, 2004.
4) ジョン・ボウルビィ（著）, 黒田実朗, 吉田恒子, 横浜恵三子（訳）：Ⅲ対象喪失　母子関係の理論. 岩崎学術出版社, 東京, 1991.

（山下有加）

第6章

多職種の視点から
考えるACP

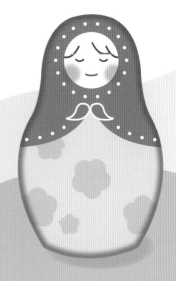

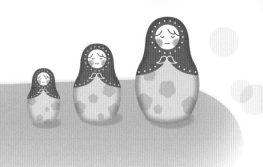

18 医　師

··· はじめに

　タイミングや前提となる関係性を深慮されないアドバンス・ケア・プランニング（ACP）には懐疑論もあり，ACPを試みる医療従事者は，ときに「天使と悪魔」の二面性の顔をもつように患者からみられているのではないかと筆者は考えている．

　それでも患者と医療従事者が真に話し合いたいとき（適切なタイミングをつかんだり，言葉の使い方などはきちんと配慮すると仮定したうえで），われわれは具体的に何を話し合うことをACPと呼ぶのだろうか．

　本項ではその評価の難しさ，必要な素養と理論，「具体的に話し合う内容」について考えたい．

Ⅰ "DNAR" のはずが，家族が蘇生を試みた100歳女性

症例：100歳女性．認知症以外，特記すべき既往なし．
　　　次男夫婦，次女との4人暮らし．

　80代より「施設に入るなら死んだほうがマシ」と述べることがたびたびあり，家族で過ごす時間が大好きで，正月やお盆に長男・長女夫妻や孫たちが帰省すると大変嬉しそうに家族を取り仕切っていた．

　96歳頃よりアルツハイマー型認知症を発症し，97歳頃から認知症の周辺症状と思われる腹部膨満感により「腹を撫でてくれよ〜……」とたびたび訴えるため家族の疲労が蓄積し，98歳のときに一度だけデイサービスを利用したことがあったが，2時間ももたずに「家族を呼べー！　家に帰せー！」と叫んだため，あきらめて家族が迎えに行ったことがあった．98歳の後半から家族が入浴や排泄の介助を行うようになったが，99歳の誕生日を迎えても自力で食事（軟飯）を摂取し，自力歩行も何とか可能で，自宅で生活していた．

　100歳を過ぎた頃から単語程度の会話となり，ほぼ寝たきりで座位がやっとの状態になった．月2回の訪問診療と週3回の訪問看護を開始したが，入浴や排泄の介助は家族が行っており，医療者がすることは多くはなく，家族がゼリーなどを与えるとよく口を動かして摂取していた．

　心肺停止時のDNARに関しては，本人に話すことははばかられるとのことで家族のみの相談ではあったが問題なく同意しており，「お互いの関係が良好な仲のよい家族」という印象であった．家族も「母は自宅が好きで，施設や病院が嫌いですからねぇ．人手も3人あるし，何とか家で介護しますよ」と自宅での看取りを目指していた．本人と長い会話をすることは困難であったが，家族も本人のことをよくわかっているようであったし，（急変で家族が入院を希望されることは

あったとしても）自宅で穏やかな看取りを迎える可能性が高いだろうと見込んでいた。

100歳と9ヵ月を迎えたある日，娘がゼリーを食べさせている途中に本人の動きが止まったらしい（口を開けながら止まったので窒息ではなかった，と家族は述べている）。慌てた息子夫婦と娘は，交代で懸命に胸骨圧迫を始めた。研修を受けたことのない非医療従事者ながらご家族なりにしっかりとした胸骨圧迫を行ったそうだ。そして数分後「母の命は尽きた」と自覚し，蘇生をあきらめて訪問看護師に電話した。看護師の報告によると「食べながら呼吸が止まった母を，ただみていることはできませんでした。でもやり切ってダメだったので，後悔はありません」と自分たちの行動に満足している様子であったという。

Ⅱ そもそも「ACPの主語が医療者」になっていないか？

この事例は多くの示唆を与えてくれる。ご本人の体をご家族が多少なりとも侵襲したのは事実であり，事前指示書（advance directive：AD）は最終的に機能しなかったともいえるが，ご家族は蘇生を試みたことに満足されており，患者は故人であるから蘇生行為を受けたことをどう捉えるかはわからない。図18-1にACP・AD・DNARの位置付けを示す[1]。「何度も胸を押されて苦しかったけど，息子たちが満足しているようだし，まぁいいわ」と考えるかもしれないし，「死ぬ間際に往生際悪く心臓マッサージなんかして！もう100歳を超えてるんだからほっといてくれたらよかったのに」などと，不快感を示されるかもしれない。つまりこの事例で「本人の気持ちの推測から」ACPを振り返ることは難しいが，この患者へのACPは失敗ではなかったとも感じる。なぜなら，ご家族は誰もこの患者の（亡くなる直前を含めた）生き様について後悔していないのだ。

医療者側としては反省はある。自分も，数年の付き合いがあるご本人の性格についてかなりの程度を理解し，残された時間の過ごし方や大切にしていることをそれなりに把握し，希望を踏まえた選択が提示できていると信じて疑っていなかった。しかしその「ケア・プランニング」は，「医療者の，医療者による，医療者のための」ACPだったようにも感じている。DNARについて

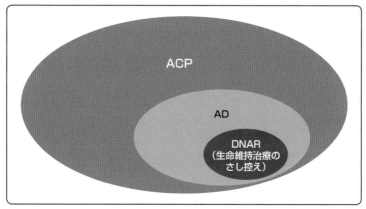

図18-1　ACP・AD・DNARの位置付け

も確認はしていたが，「いざというときにご家族がどう行動されるだろうか」というシミュレーションをしながら話し合うプロセスまでは踏んでいなかったし，「DNARを取得する」ことに執着していたわけではないものの，超高齢者の蘇生行為の効果・有害事象に対する知識の共有も不十分だったと思う．

後からスタッフに聞くと，「医療者がいろいろ介入してくるのを，もう少し控えてほしい」と家族が複数回述べていたこともわかり，この事例の"ACPのプロセス"に満足していたのは厳しめにみれば医療者だったのかもしれない．このように，ACPは評価が難しいのである．

Ⅲ 「人生最大の苦悩はなんですか？」 ─ACPに耐え得る医療者の素養を磨こう─

この事例が教えてくれることとして，「亡くなるときの様子ではACPは評価しがたい」という点がある．2019年，ACPの愛称に決定した「人生会議」を普及するため，厚生労働省が作成した「人生会議ポスター」がそのデザインと文章のため大きな社会問題となったが，少なくともACPは「亡くなりかたを相談しておくもの」ではない[2]．良好なコミュニケーションの担い手は元来自然と行っていたものを，そうはうまくできない多くの医療者のためにACPという名前を付け，教育的普及を図れるように考案されたものであり，つまり患者・家族側から自然発生的なムーブメントとして興ったわけではないのであって，ACPの起源は医療者側にある[3]．

コミュニケーションモデルとして患者・家族関係がよくなり，誰もが恩恵を受けるならばそれが医療者側から発生したものだとしても歓迎したいが，多くの患者にとって「大切なことを打ち明ける相手」は普通，医療者ではない．それはわれわれ医療者と患者の多くは苦楽を共にする時間が短すぎるのかもしれないし，病気がなければ知り合うことのない「ビジネス的な存在」と感じる患者や家族も少なくないかもしれないし，苦悩する患者・家族の相談相手になれるほど人生に関する思索や教養が深くないからかもしれない．

クモ膜下出血を疑ったときの問診で「人生最大の頭痛ですか？」と問えというのは有名であるが，「あなたの人生最大の苦悩はなんですか？」と質問してサッと答えられる医療者は少なくとも筆者の周囲にはあまりいない．患者・家族はいままさに「人生で最もつらい状況」にいることも多いが，われわれは医学や看護学などに関する知識はあってもそれらの経験（自分が患者になる経験）は当然ながら患者に劣る，ということには自覚的になりたいと思う．そのような経験がなければACPをするなとはもちろんいえないが，経験不足をメタ認知し，体験の共有は容易ではないことを自覚しながら診療する姿勢は必要ではないだろうか．

Ⅳ 「ケア・プランニングをする」のではなく， 「プロセス」から得られること

家庭医療学に「患者中心の医療の方法（図18-2）」という概念がある[4]．

本事例では，この図のなかの「③共通の理解基盤を見出す」ことには注力しある程度はできてい

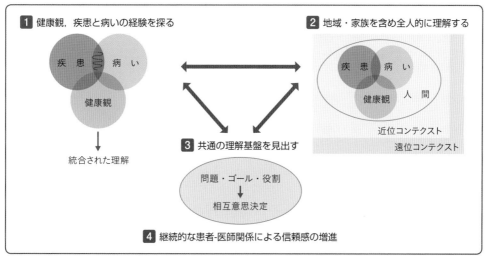

図18-2　患者中心の医療の方法

（文献4）より改変）

表18-1　10個のkeyとなる話題

1. 今後の見通しについての共有
2. 現在の気がかり，心配ごと
3. 心の支えになっていること，希望となっていること
4. 大切にしていること，大切に思っている人
5. いのちに対しての考え方（死生観）
6. 今後（医療として）してほしいこと／してほしくないこと
7. 家族へ遺したいメッセージ（私的遺言）
8. 療養場所の選好
9. 蘇生についての意向（DNAR）
10. 代理意思決定者

（「阿部泰之：正解を目指さない!?意思決定⇔支援 人生最終段階の話し
合い，p.205，2017，南江堂」より許諾を得て転載）

たかもしれないが，欲をいえば家族に対する「**2**全人的に理解する」という視点はやや軽薄だったように感じている．ACPをすることを目標とする前に，**図18-2**の「近位コンテキスト」から聴きはじめるとスムーズにその患者の理解が進むかもしれない．**少なくとも，患者の「趣味」や「過去の職業」など患者の生活やこれまでの人生史への関心をもたずに，死生観やこれからの過ごし方について心を開いて話してくれるとは思えない．**これは筆者の日常臨床からも感じていることである．

　ACPは「話し合うことで患者に納得感や安心感をもたらすこと」が大切な目的の1つであり，誰にでも必要十分な万能なACPのフォーマットは存在しないわけであるが，そのうえで阿部泰之先生がご著書のなかで「10個のkeyとなる話題」について記されており，とてもよく整理されていると感じたためご紹介したい（**表18-1**），（詳細は参考文献を読まれることを推奨する）[5]．これらをみると医学的事項を伴う内容は少なく，**ACPは医師が主体である必要はないのだ**という思いを新たにする．本書でも多彩なバックグラウンドの方に執筆していただいたが，むしろ基本的に多

忙すぎて時間が取りづらい医師が中心となるよりも，ACPに関する学びを深めた医療者やトレーニングを受けた市民などが必要に応じて医師などと連絡を取りながらじっくりと取り組むほうが，医師不足がとくに顕著なわが国では適切な場合も多いかもしれない．

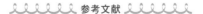

참고文献

1) National Health Service（NHS）：Advance Care Plannning. A Guide for Health and Social Care Staff.
2) 厚生労働省：【人生会議の普及・啓発について】. 2019.
https://www.mhlw.go.jp/stf/newpage_02783.html
3) Rietjens JAC, Sudore RL, Connolly M, et al：Definition and recommendations for advance care planning: an international consensus supported by the European Association for Palliative Care. Lancet Oncol, 18（9）：e543-e551, 2017.
4) Stewart M, Brown JB, Weston WW, McWhinney IR, et al：Patient-centered Medicine：Transforming The Clinical Method. 2nd Ed. Radcliffe Medical Press, Oxford, 2003.
5) 阿部泰之：正解を目指さない!? 意思決定⇔支援 人生最終段階の話し合い. 第6章-8：価値観コミュニケーションを使う. 南江堂, 東京, 2019.

（宇井睦人）

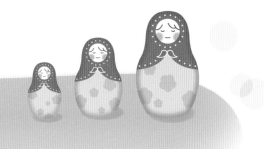
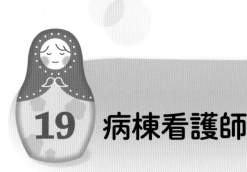

19 病棟看護師

・・・ はじめに

　緩和ケア病棟の"入院前面談"では，本人や家族が緩和ケア病棟に来られるまでの経緯をどう認識していて，残された時間をどう過ごしたいのかなどを聴いている．身体的苦痛の緩和では薬剤でのコントロールに加えてご家族が工夫されていること，また生活や家族構成などを踏まえた今後の希望など，患者のちょっとした選択から大きな決断までさまざまな内容のアドバンス・ケア・プランニング（ACP）に日々立ち会わせていただいているのだと感じる．しかし，緩和ケア病棟の面談に来られるときにはせん妄などの意識障害や，他病院入院中のため本人が面談に来ることができない場合も多く，「家族と医療者が患者のACPを考えていかざるをえない」ことはよくあることであろう．

　看護師はほかの職種に比べ患者の近くにいる時間が長く，患者や家族の「こうしたい」，「ここに悩んでいる」などという希望や悩みを多く聴き，手探りながらも一緒に考え，提供したケアに「これでよし」と安堵の表情や言葉を確認しながら，こちらもよかったと次のケアへつなぐことができる．もちろんチーム医療が重要であるが，「ケアの中心となる職種は看護師」といっていただくこともあり，とてもやりがいのある環境であると思う．

I 入院前面談でのACP

　当緩和ケア病棟では，入院前面談の際，①重度の認知機能低下や意識障害がない患者には病名が告知されていること，②がんに対する積極的な治療（手術・放射線・化学療法など）は行わないこと，③がんによるさまざまな苦痛に対する緩和ケアを行う場所であること，④死に向かう過程を人の自然な流れと考えており，積極的な延命処置は行っていないこと．以上4点について本人・家族の認識と意向を確認し同意が得られていることを入院条件としている．用紙にはまず本人・家族の病状の理解を記入していただいている（図19-1）．診療情報提供書などで確認できることもあるが，あえて記入してもらうことで医療者と患者・家族の現状理解の開きがどの程度かを確認している（図19-1，2）．本人が同席できない場合の入院前面談で行われるACPは主に家族が中心となるが，家族が患者の意思をどこまで把握しているのか，そして家族も患者の意思に理解を示しているのかなどをみていくが，患者の希望を深く聞いている家族はそう多くない．その為，患者本人のACPというより，家族のACPになっているときがあるのではないかと感じるときもある．

病気について教えてください			
★病名をご記入下さい			
病名	転移部位		
★病状の理解について（当てはまるものに〇をしてください）			
本人の理解力： 認知症	意思疎通は困難	年相応の物忘れ	理解力に問題はない
本人： 診断名	治療経過	治療の限界	今後の残された時間について
家族： 診断名	治療経過	治療の限界	今後の残された時間について
★残された時間についてどの様に聞いていますか			
本人： 聞いていない ・ 聞いている	内容（		）
家族： 聞いていない ・ 聞いている	内容（		）

図19-1　当緩和ケア病棟入院前面談用紙より

★入院のタイミングと入院生活の希望について		
病院へ来るタイミングの希望	調整次第 ・ 本人が希望した時	
活動の希望： 外出	外泊 付き添い 自宅復帰（	）
最期を過ごしたい場所　本人： 自宅 ・ 緩和ケア病棟	家族： 自宅 ・ 緩和ケア病棟	
★緩和ケア病棟について		
緩和ケア病棟をご案内頂いたときにどのような病棟かお話を聴いていると思いますが，面談を受ける方全員にきいています．（□同意が得られる項目にチェックを入れてください）		
□がんを治すための治療は行わない　　□がんによる苦痛症状を和らげるところ　　□DNAR		
緩和ケア病棟は上記の内容を本人，ご家族様皆様がご理解いただけていることが入院の条件になります．		
アンケート記入有難うございました．外来終了後，入院のご案内を今いる施設や病院などに報告後入院の確定となります．		

図19-2　当緩和ケア病棟入院前面談用紙より

【事例①】未告知であることの家族の思いに介入した症例

　A氏90歳女性，直腸がん．本人は年相応の物忘れはあるが家族の話や医療者の話をしっかり聞いて理解することができていた．A氏は，がんの診断を受けるまで大きな病気をしたことがなく，身の回りのことはすべて自分で行っており，がんの診断を家族に説明された際は高齢ということで積極的治療という選択肢は提示されず，一般病棟で療養後，短い期間で緩和ケア病棟への転院をすすめられたとのことであった．入院前面談の際，キーパーソンである娘からは「がんであることを本人に伝えたら気持ちが落ち込むことは目にみえている．だから可哀想で，いえない」と未告知のままで最期まで過ごしたいと希望された．**「本人の為に告知をしたくない」と家族が希望されることは，時折見受けられる．**告知に関してはさまざまな考えがあると思われるが，この家族は体調がすぐれないときにさらに気持ちを傷つける事実を伝えなくてはいけないのかと悩んだ結果，告知をしないという判断に至ったという．

しかし，緩和ケア病棟という場所で過ごすなかで，**がんの告知をしないということは患者にとって（時にはそれを希望された家族にとっても）不利益になることが少なくない**．A氏のように病状把握ができる方はいくら高齢であっても症状の出現に伴って自らの身体に何かが起きていると考え，その症状を伝え，和らげる方法を医療者に相談する．しかし，真実を告げられていない状況では具体的な患者の症状を聴取することがしづらく，緩和ケアの方法について一緒に考えていくことがとても難しくなる．また，真実を知らされないことで不信感が募っていく患者も少なくない．

A氏の娘の「告知をしない判断」をされた家族としての思いをくみつつ，実際に告知をしない患者の上記のような傾向を少し伝えると，「よかれと思ったことが本人を最終的に苦しめるかもしれないのですね．いまはつらいかもしれないけど，ちゃんと伝えてあげないとですね」と告知することの意味を理解していただけた．

【事例②】看取りの際にだけ心臓マッサージを希望した家族

B氏86歳女性，消化器がん．繰り返す治療の結果，治療終了の説明とともに緩和ケア病棟をすすめられた．入院前面談にはキーパーソンの娘を含む他兄弟が来院され，病状の理解も診療情報提供書と変わらず，いずれ訪れる別れにも理解を示していた．本人・家族ともDNARに了承されていることを確認していたが，面談の最後に家族が「亡くなるときは家族が到着するまで心臓マッサージをしてください」とおっしゃった．先ほど同意された"DNAR"という言葉の認識に相違があり家族は「延命」はしないが最期のときに間に合わせたいと考えていたのだ．当院では心臓マッサージも延命行為と捉えて行っていないことを伝えたが，家族の理解は得られなかった．**家族はいずれ訪れる患者の死を頭では理解しつつも，患者を失うことへの予期悲嘆が強かったのではないかと考えている．**

入院中の家族のACP

【事例③】意思疎通が困難な患者に対して考える治療の方向性

C氏84歳女性，膵臓がん．腹膜転移による腹水の増強がみられていたが，苦痛症状の出現はなく，穏やかに家族との時間を過ごしていた．本人の子どもたちは日替わりで面会にくるほど熱心に母親に寄り添っていた．本人は傾眠傾向にあり意思の疎通が容易ではなかった．ラウンドの際も，看護師が「Cさん，今日は調子いかがですかね」と傾眠で反応が乏しい患者に声をかけると本人から返事はなくとも家族から「今日はいつもより表情が穏やか．調子はいいですよーって言いそうです」と話された．このように家族が本人の代弁者となっていた．あるとき，疼痛の増強がみられ，これまでにない苦痛表情がみられた．医療チームとしてはオピオイドの導入が必要と考え，経口摂取が困難であることなど総合的に評価した結果，オピオイドの持続皮下注射を選択肢として家族に提示した．家族はオピオイドの導入を受け入れたが，「本人はどう思うかな」とすぐに答えは出さなかった．家族は意思疎通が困難となった患者の思いを，いままでのかかわりのなかから本人ならどんな選択をするか兄弟で考えていた．話し合いの結果，「点滴ルートに繋がれること

を本人が嫌がっていましたが，痛いのも本人はつらいと思います．おっしゃる通りに薬を使ってください」とお返事された．本人が意思を伝えることができなくても，このように家族が集まり，話し合うことで患者が本来だったらこの選択をするだろうという推定意思を明らかにすることができるのだと考えた．数日後にC氏は穏やかに息を引き取ったが，同時に家族も穏やかだった．

Ⅲ 患者本人とのACP

【事例④】人工透析をやめて緩和ケア病棟で望みを叶えたかかわり

D氏男性78歳．肝臓がん．腹膜転移による腹水貯留と下肢浮腫が著名であった．一般病棟では人工透析を行ってでも生きることを強く希望していた．急性期病院の医師からは人工透析をしても効果がないことを告げられたが，次第にせん妄がみられるようになり，本人が人工透析を続けたいという意思すら曖昧になってきた．家族はせん妄であるために意思表示が難しくなっていることをなかなか受け入れることができなかったが，たびたび本人が望む最期を考える話を持ち掛けた結果，人工透析の中止を決め緩和ケア病棟への転院を決めた．緩和ケア病棟に転院してから本人がいった言葉は「透析やめてきたよ．これでよかったのかな」という迷いの言葉だった．同時に「前の病院ではなかなか面会できなかったけれど，ここなら孫達に会えるからね」と希望を伝えていた．患者の望みは一般病棟では面会できなかった孫との面会を希望することだった．そこで，身体的な症状緩和に加えせん妄コントロールを行い，D氏が比較的穏やかな日中の時間を家族に伝え，孫達の面会の機会を調整した．D氏は孫達との面会を果たすことができ，その後は穏やかに残された時間を過ごし静かに息を引き取った．亡くなった後に家族は「これでよかった．もっと早くこの病院に来てもよかった」と話されていた．

家族は急速に変化する現状を理解することに戸惑い，人工透析を行わない方針を決定したことは苦渋の決断だったと思われる．しかし，話し合いを重ねることで家族のなかでも変化があった．この事例からACPは1つの決断だけでなく状況により変化していくものだということを学んだ．

・・・ おわりに

緩和ケア病棟ではなかなか「早期からの緩和ケア」とはいかないが，それでも日々さまざまなACPに寄り添い，立ち会うことになる．それは患者本人とできることだけではない．その家族と考えていくACPとなることもあるため，家族が患者の意思をどのようにくみ取っているか，どのような関係性だったのか情報収集していくことが重要となる．また，ACPに家族を巻き込むことは，とくに平均在院日数1ヵ月程度と予後が非常に限られた緩和ケア病棟では，医療者も患者本人の希望と家族の意思をバランスを取りながら尊重しなくてはいけないケースもあり，大変複雑になることがある．

今後は病棟看護師などを含めた医療者のACP教育についても，振り返りなどを通してより咀嚼していく必要があると考えている．

（関口亜美）

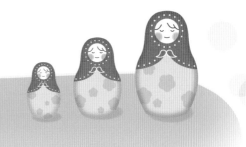

20 訪問看護師

・・・ はじめに

筆者の所属する楽患ナース訪問看護ステーションは，東京都足立区で緩和ケアを中心とした訪問看護ステーションとして開設して今年で10年目である．月に2〜3人の在宅看取りを支援している．

また，訪問看護に先行して，2003年より医療コーディネーター事業（患者さんから利用料金を自費で頂いている）を始めている．医療コーディネーターとは，患者さんの意思決定を支援する活動である．この両方の立場から，看護師が考えるアドバンス・ケア・プランニング（ACP）について述べる．

ACPは，「今後の治療・療養について患者・家族と医療従事者があらかじめ話し合う自発的なプロセスである」とイギリスのNational Health Service（NHS）により定義されている[1]．

筆者はこの「自発的なプロセス」という点が大きなポイントであると考える．

訪問看護では患者さんのご自宅へうかがい，看護を行う．患者さんのなかには，主治医や病院のスタッフから訪問看護の利用を促され，いったんは承諾したものの，退院後に気持ちが変わる人もいる．初回の訪問看護にうかがうと「訪問看護の必要性が理解できない」，「利用したくない」とのこと．それはなぜなのだろうか．訪問看護への理解が不十分であるケースや，主治医の意見に押し切られて退院してきたケース，金銭的な問題があるケースなど，理由はさまざまだが，けして少なくない方々が，訪問サービスを受け入れることで病院との縁が切れてしまうのではないか，必要なときに入院できないのではないかと危惧している．つまり，新しい関係が増えることで，既存の関係に問題が起こるのでないかと心配しているのだ．

当然のことながら，訪問看護は患者さんの利用意向がなければ成り立たない．初回訪問では，とにかく次回の訪問を許可してもらうために患者さんと信頼関係を結ぶことに尽力している．ここが肝要であり，基本中の「キ」である．そのうえで，患者さんが自発的に「この人とACPについて語ろう」と思ってもらえる人（看護師）となれるように，日々の訪問のなかで関係を構築していく．まずは患者さんのACPにかかわる人となるために「信頼関係を築く」こと．これが大前提である．

しかし，ここで意識するべきは，ACPを行うことで「無危害の原則」が守れない可能性があることである．ACPのデメリットのなかに，ACPが患者・家族にとってつらい体験になる可能性があり，すべての患者さんへの適用が難しいことを忘れてはならない．看護師とは，患者さんに

よいと思うことをやってあげたい，と考えがちな職種である．「相手にとってよいことだ」，「私が○○してあげたい」という思考回路にはまってしまうと，相手の気持ちが不在になる．「ACPはよいことだ，今がそのチャンス！」とばかりに土足で相手の気持ちに上がり込んではいないだろうか？ イギリスの研究では患者さんの35％が介入を承諾[2]したとある．「35％」というこの数字をあなたはどう受け止めるだろうか？ ACPについて考えるとき，忘れてはならない大切な数字だと筆者は考えている．

では，患者さんと信頼関係を築き，患者さんから自発的に今後の治療，療養について話し合いたい，という働きかけが看護師にあったとする．その時われわれはどのようにACPのプロセスを進めていったらよいのだろうか．前出の定義には以下のように書かれている．

ACPの話し合いは以下の内容を含む

● 患者本人の気がかりや意向

● 患者の価値観や目標

● 病状や予後の理解

● 治療や療養に関する意向や選好，その提供体制

以上の内容を話し合うために，まずは傾聴，そして共感を要するだろう．信頼できる相手が，じっくりと繰り返し話を聞いて共感する．伴走者がいることで，患者さんが自分自身を振り返り，自らの想いを形にした意思決定を行うことができる．しかし，伴走者がいるだけでは決められない患者さんもいる．訪問看護の現場では，短い時間で結論を出さなければならない場面も多い．そんな時，具体的に意思決定をするための支援は，どうすればよいのだろうか？

筆者が副理事長を務めるNPO法人楽患ねっとでは，医療コーディネーターの経験を体系化しそのノウハウを伝える活動を行っている．まず，意思決定支援を，「患者の意思決定を困難にしている"真の課題"を抽出し，納得できる解決方法を共に考えること」，と定義している．「決められない人には決められない理由がある」．その課題にともに向き合うことが意思決定支援であると考える．

では，課題をみつけるためにどうしたらよいのか．われわれは，NPO法人楽患ねっと理事長の岩本 貴が作成した「患者が納得のいく治療や療養方針を決めるための推奨手順（図20-1）」を訪問看護の現場でも活用している．

患者さんの物語を聞きながら，図20-1に述べた，知識，価値観，手段，感情の4つのカテゴリーのなかのどこに患者さんの課題があるのかを考えながら傾聴し，共感をしていく．「課題」は1つ，もしくは複数のカテゴリーに存在する．

相談において，不足している知識を補い，その人の価値観，家族のなかでの役割や歴史，を振り返ることで現状が浮き彫りになっていく．「こうしたい」という思いが形づくられてくれば，それを阻む課題もおのずと明らかになってくる．同時に大切にしなければならないのは，「こうしたい」という解決方法に自分自身の感情がきちんと追いついているかを確認することである．感

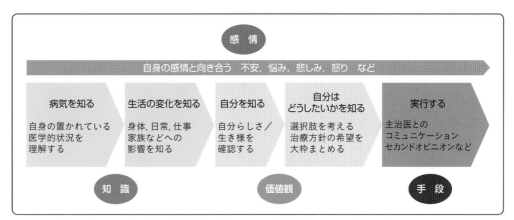

図20-1 患者が納得のいく治療や療養方針を決めるための推奨手順

情を置いてけぼりにしないこと．感情へのケアをすることはとても重要である．頭ではわかっていても，気持ちがついていかなければ納得しないのが人間である．課題が明確になれば，それを解決する糸口がみえてくる．もちろん1回の話し合いで意思決定できる場合ばかりではない．何度も行きつ戻りつすることが，納得の意思決定へとつながっていく．

　以下に訪問看護で出会った事例をもとに考えてみたい．

事 例

　A氏，70代，女性．悪性リンパ腫．化学療法は終了となり自宅療養中．日中独居．

　「自分のことが自分でできるうちは家にいたい．できなくなったら入院したい」という意思あり．訪問診療，訪問看護を利用中．病院は必要なときはいつでも入院できる体制．

　A氏は時おり訪れる孫と，近くの公園へ出かけることを楽しみとしていた．外出が難しくなってからは，自宅の2階に上がって一緒に料理をすること，2階へ上がれなくなってからは，自身の部屋で昔遊びをすることを楽しみとしていた．その時できることに目を向け，ともに過ごすことを喜びとする人だった．家族は忙しく，日中独居にさせてしまっていることを気にしており，休みの日には観光地へ母親であるA氏を連れて行った．花見，スカイツリー見学，温泉．連休後に訪問にうかがうと，子どもと外出したことを楽しそうに話す一方，「でも，正直遠出はもう疲れちゃうのよね．でも，そんなこといえないし……」とこぼす場面もあった．

　病気の影響で，徐々に飲み込みが厳しくなっていき，食事量が減ってくるとベッド上で横になる時間が増えていった．もうすぐ寝たきりになるであろう，という時期，看護師が本人へ療養の場所について確認した．A氏は，「自分のことができなくなったら，入院したい．家族に迷惑かけたくないの」と療養の初めに話したことと同じ気持ちであることを語った．子どもが自分にやってくれることは喜んで受け入れる，でも，自分からこうしてほしい，とはいわない，A氏らしい言葉だった．

　ある朝，看護師が訪問すると，すでに前夜からベッドから起き上がれなくなってしまったA氏

がいた.

A　氏：「動けなくなっちゃったの. どうしたらよいかな?」

看護師：「今が病院へ行く時期だと思いますか?」

A　氏：「……やっぱり行きたくないの. こんな状態でも家にいられる?」

看護師：「家で過ごしたいんですね. お子さんたちにもそう伝えますか?」

A　氏：「そうしたいけど, なんていうかなぁ. 代わりに聞いてくれる?」

　医師と相談し, 看護師からご家族へ本人の意向を伝えることになった. その前に, **図20-1** を参照して状況を以下のように整理してみた.

> 知識：自分の余命が短いことに気づいている
>
> 価値観：家に最後までいたい. 家族に迷惑をかけたくない
>
> 手段：訪問介護の利用は希望していないため, 家族の手助けが必要
>
> 感情：家族に介護してほしい. 最後の望みをかなえてほしい
>
> A氏の課題：余命が短いのであれば娘に面倒みてほしい. でも, そのことを娘さんに直接聞くことができない. 余命を知ること, 娘に拒否されることに向き合いたくない

　この課題を解決するために, 訪問看護師がしたのは以下の5つのことであった.

> ①A氏の気持ちの変化, 現在の感情について主治医, 娘さんへ伝える
>
> ②訪問診療医より具体的な余命について情報提供してもらい, 娘さんへ伝える
>
> ③具体的な介護の内容, 利用できるサービスについて伝える
>
> ④自宅介護についてどのような思いをもっているか, 介護する気持ちがあるならば, どのぐらいの期間であれば可能か, 看護師より娘さんにたずねる
>
> ⑤病院へ結果をフィードバックし, 緊急時の受け入れ体制を再度整える

　余命は日単位と医師より話をされた娘さんは, 「今自分ができることをしたい」とおっしゃり, まずは1週間であれば介護をしてみる, それ以上になったときはもう1度仕切り直したいがそれでもよいか? と決断した. ご本人には, 娘さんが一緒にいてくれることになったことをお伝えし, 自宅療養が継続されることになった.

　次の日, 呼吸苦を緩和する薬を使ってウトウトしていたA氏の周りには, いつも忙しくてなかなか一堂には会せないお子さんたち全員が集まった. 可愛がっていたお孫さんは, 娘さんのお婿さんが, A氏とよく行っていた近くの公園へお散歩に連れ出した. 親子水入らずのなか, 娘さんの腕に抱かれながらA氏は亡くなった. 「病院で亡くなる」ずっとそういっていたA氏. 退院時には誰も予想しなかった自宅での看取りであった.

···おわりに

　ACPを行うメリットは，より患者の意向が尊重されたケアが実践され，患者と家族の満足度が向上し，遺族の不安や抑うつが減少する[3]ことである．

　訪問看護が終了した後，お悔み訪問にうかがうことがある．その際，ご遺族の方が悲しみとともにやり切ったという思いを語る場面に出会うことがある．患者さんが亡くなった後に訪問看護師ができるグリーフケアは少ない．われわれにできることは，生きている間に意思決定をしっかり支援することである．可能であれば療養の早い段階からACPにかかわり，患者さんがこの世を去った後に，患者さんを大切に思っていた人たちが悲嘆にくれるだけではなく，少しの笑顔とともに「納得の看取りだった」という思いをもつことができるよう支援することである．これが訪問看護師のACPであり，意思決定支援であると考える．

参考文献

1) End of Life Care Programme：Advance Care Planning：A Guide for Health and Social Care Staff. NHS, 2008.
http://www.ncpc.org.uk/sites/default/files/AdvanceCarePlanning.pdf

2) Jones L, Harrington J, Barlow CA, Advance care planning in advanced cancer: can it be achieved? An exploratory randomized patient preference trial of a care planning discussion. Palliat Support Care, 9 (1)：3-13, 2011.

3) Detering KM, Hancock AD, Reade MC, et al：The impact of advance care planning on end of life care in elderly patients：randomised controlled trial. BMJ, 340：c1345, 2010.

（岩本ゆり）

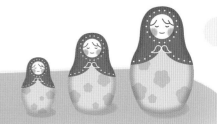

21 家族支援専門看護師

∴ はじめに

　近年，家族の形態は多様化している．医療の場において家族とは，特定の個人（未成年者など）の保護を行う義務をもつ親権者や後見人とは別に，患者の推定意思を表明できる人として大切な存在となる．本項では，Ⅰ．法的な家族の定義，Ⅱ．国民の考える家族とは，Ⅲ．医療の場における家族について取り上げる．

Ⅰ 法的な家族の定義

　法的な家族の対象範囲はさまざまである．血縁関係または婚姻関係でつながりを有する者の総称である「親族」について，日本の民法では「六親等内の血族，配偶者，三親等内の姻族」とされ，互助の義務，扶助義務，相続権など，それぞれに対象となる親族の範囲が定められている．また，「臓器の移植に関する法律」の運用に関する指針（ガイドライン）[1]では，臓器の摘出の承諾に関して法に規定する「遺族」の範囲について，一般的，類型的に決まるものではなく，死亡した者の近親者のなかから，個々の事案に即し，慣習や家族構成などに応じて判断すべきものであるが，原則として，配偶者，子，父母，孫，祖父母および同居の親族の承諾を得るものとし，これらの者の代表となるべきものにおいて「遺族」の総意を取りまとめるものとすることが適当とされている．

Ⅱ 国民の考える家族とは

　家族は社会生活を営むうえで，最小かつ最も基礎的な集団である．「あなたにとって一番大切なものは何か」との質問に対し，「家族」をあげる人の割合は1958年には12％であったが，70年代以降は増加し，2013年には44％となっている（**図21-1**）[2]．

　2019年度の内閣府による国民生活に関する世論調査では「家庭はどのような意味をもっているか」という問いに対し，「**家族の団らんの場**」をあげた者の割合が64.2％，「**休息・やすらぎの場**」をあげた者の割合が63.8％と高く，以下，「**家族の絆（きずな）を強める場**」（55.3％），「**親子が共に成長する場**」（38.4％）などの順となっている[3]．

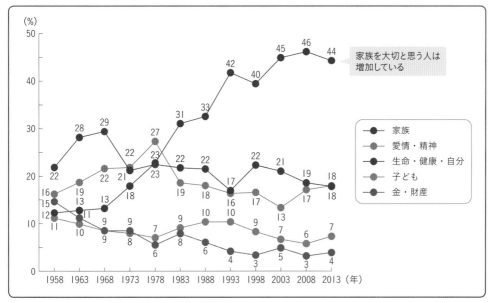

図21-1　あなたにとって一番大切なものは何か？

（文献2）より）

Ⅲ　医療の場における家族について

1 医療の場における家族とは

　医療の場における家族とは「患者が信頼を寄せ，患者と家族共に家族であると認める人（同居・婚姻・血縁の有無問わず）」という考えが基本である．医療の場では，未成年者など特定の個人の保護を行う義務をもつ親権者や後見人とは別に，家族について「キーパーソン」という用語が用いられている．その意味としては，緊急連絡先となる人，入院中に来院可能な人（よく面会に来る人），家族介護者（身の回りのことをしてくれる人），経済的に支援をしてくれる人，家族内で発言力のある人，患者の推定意思を表明できると患者が認めた人など，**医療者の問題意識や考え方によって違っていることが多い**[4]．

　現場では，医療者から困った家族として「キーパーソンが決まらない」という声があがる．しかし，**健康上の課題に直面している患者・家族が「これまで・現在・今後」の家族内での役割を変えるのは，むしろ自然なことである**．ものごとを決定するには関係者との葛藤が裏側にあるものであり，そのためにも家族内での役割を把握し支援していくことが，家族支援において重要となる．

2 医療の場における意思決定支援

　医療の場では，治療や療養場所，介護や生活のあり方など，患者・家族に重要な意思決定を求められることが多い．日本では現在，治療を患者本人（の身体）に対して行うことについて，患者が医療者に許諾を与える「インフォームド・コンセント＝説明と同意」という捉え方が流布されているが，**これからの意思決定は，患者・家族と医療者が共同で行うものとして，《情報共有か**

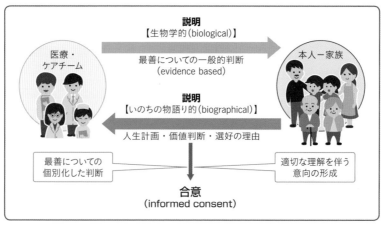

図21-2　意思決定のプロセス 情報共有―合意モデル

（文献5）より）

ら合意へ》というプロセスが大切といわれている（図21-2）[5].

「elephant in the room（部屋にいる象）」という明らかにみんなが気づいていながら触れようとしない話題に対して使われる英語表現がある．重要なのは部屋に象がいることではなく，どうして象の話題をしないほうがよいのかに関心を寄せることであり，患者が「病状を家族に伝えてほしくない」と希望した場合は，原則として医療者は患者の意向を尊重する．しかしその際にも，そうした希望をする患者の理由を理解するかかわりをするとともに，「家族に伝えないことで（今後家族が）家族としてできる配慮や協力ができなくなる」点を患者に説明する必要がある．またいずれ患者自身が意思決定することが困難となった際のことも考えなくてはいけない．医療の場における意思決定支援では，そうしたプロセスを丁寧に行っていくことが求められている．

3 現場での医療者の悩みと家族支援

　医療者が現場で悩むのは，何度説明をしても同じ質問を繰り返す，患者が苦しんでいるのに家族が治療を希望する，面会が少ないといった家族である．家族支援においては，前述した「elephant in the room（部屋にいる象）」のように，部屋に象がいる「事象」が問題ではなく，どうして象の話題をしないほうがよいのかという「枠組み」に視点を当てる．

　たとえば，何度説明をしても同じ質問を繰り返す，患者が苦しんでいるのに家族が治療を希望するといった「事象」については，理解はできても納得はできないという「枠組み」としてよいのか，そもそも理解ができていないのかを確認する必要がある．また，患者や家族は，治療が難しいことはわかっている，でももしかしたら治療が望めるかもれないという矛盾した「枠組み」をもつものである．そこで医療者が「今は2つの思いをおもちなのですね」と矛盾した「枠組み」に合わせることで「わかってくれた人」となる．面会が少ない家族については，面会が少ないという「枠組み」は，どういった「事象」に基づいたものなのかを確かめる必要がある．たとえば週1回の面会頻度について，実はその家族も体調が悪いにもかかわらず来院しているという「事象」がわかれば，面

会が少ない家族という「枠組み」から体調が悪いにもかかわらず，がんばっている家族に「枠組み」が変化する．

・・・ おわりに

　「家族」について世論を振り返りつつ，現場での医療者の悩みや意思決定支援について述べてきた．大切なのは患者・家族と医療者が，お互いの価値観や判断を説明し，理解しあい，合意を目指すためのプロセス自体，揺れ動くものであるという医療者側の覚悟や柔軟さである．現場で悩んだ際には，どういった「事象」があって，そのように「枠組み」づけているのか，患者・家族だけでなく医療者自身にも焦点を当てて考えていくことが，現場の悩みの解決につながるコツである．

～～～～～ 参考文献 ～～～～～

1) 厚生労働省:「臓器の移植に関する法律」の運用に関する指針（ガイドライン）.
https://www.mhlw.go.jp/file/06-Seisakujouhou-10900000-Kenkoukyoku/0000189590.pdf
2) 統計数理研究所:日本人の国民性 第13次全国調査. 2016.
https://www.ism.ac.jp/kokuminsei/page2/page15/index.html
3) 内閣府:令和元年度国民生活に関する世論調査.
https://survey.gov-online.go.jp/r01/r01-life/2-3.html
4) 鈴木和子, 渡辺裕子, 佐藤律子（著）:キーパーソン再考. 家族看護学 理論と実践, 第5版, 日本看護協会出版会, 東京, 71, 2019.
5) 臨床倫理プロジェクト:意思決定プロセス これからの考え方.
http://clinicalethics.ne.jp/cleth-prj/cleth_online/part1-3/now.html

（石渡未来）

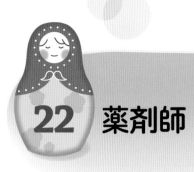
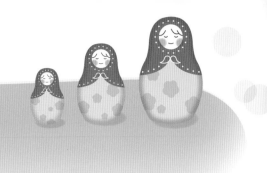

22 薬剤師

I ACPについて現場で悩んでいること

　医療の提供の形が徐々に変化をみせ，「お医者様にお任せ」という丸投げの形から，過去には「ムンテラ」や「インフォームド・コンセント（IC）」として告知が行われることが当たり前になり，患者自身に病状やその後についての情報が与えられるようになっている．ただし，**告知直後の心理状態を考慮すると，その場でアドバンス・ケア・プランニング（ACP）というような，先を見据えた話まできちんと展開することは困難と考える**．結果として病状と1st Lineの治療方針のみが患者の頭に残り，そこまでが咀嚼できたかできないかの段階で治療が開始に．それ以降は治療の副作用対策などが患者の思考の中心に．1st Lineの治療が奏功せず，2nd，3rd，と治療が移り変わっていても，ADLが保たれ，外来通院治療が継続できているような状況であれば，きちんと本人にICが施行され治療が継続される．いたって普通の流れであり，どの段階においても化学療法や支持療法の指導やモニタリング目的に薬剤師がかかわる機会が多く，じっくりと話ができ，そのときどきにおける心情や今後に向けての決意などが聞かれることもある．

　しかし，治療方法が手詰まりとなってきたときに，終末期である病状や，その後の療養場所についての主治医からのICは，これまで治療法を変更しながら前向きに闘病してきた患者本人にはショックが大きいとの判断で敬遠され，家族に対してまず行われるということを多く経験する．**しかし，これまで本人自身にICされてきているなか，家族としては急に決断を委ねられた状況になる．結果として家族も本人に厳しい現実を伝えることから逃避し，患者本人には何も伝えられないまま命を終えたり，本人希望とは関係のない療養場所で過ごすこととなることも少なくない．**

　ACPの概念が提唱され数年が経過しているが，現場の状況として概念は少しずつ理解されてきたが，まだまだ実践しきれていないと感じる．がん患者カウンセリング料に始まり，現在はがん患者指導管理料という形で，看護師がその支援を行えるよう診療報酬がつき，少しずつACPを実践できる体制が整備されつつあるが，実際にそのサービスを受けるのは一部に留まっており，全患者がそれを受けるにはいたっていない．

　2008年3月に厚生労働省が日本緩和医療学会に委託した緩和ケア普及事業であるオレンジバルーンプロジェクトにおいて，「がんとわかったときからはじまる緩和ケア」[1]という啓発冊子が作成され一般に公開されている．**がんの診断時に医療者から患者へ渡す想定で，きちんと最終的な療養先の選択肢やその時点での希望についてまで論ざれ，患者自らが希望を記載する欄も設けられており，医療資源の利用についても記載がある．**これを全がん患者に漏れなく配布すればよいのではないか？と考えるが，「緩和ケア」という言葉から来る印象から，患者側だけでなく，医療者側もうまく利用できていない現状があるように思われる．

「麻薬」や「緩和ケア」に関する正しい知識を得てもらうべく，全国各地でさまざまなイベントなど広報・啓発活動がされているが，まだ行き渡ったとはいえない状況にあり，**そもそも医療者のなかにも，そういった言葉から敬遠してしまう姿が見受けられ，一般市民教育だけでなく医療者教育についてもさらに加速させていく必要がある**．その教育の段階としては，成人となる以前に行われるべきと小・中学生への取り組みが行われている．また都道府県単位においては，これまで「がん診療に携わる医師のための緩和ケア研修会」が開催されてきたが，その他地域医療を担う医療従事者への普及を目指した研修会も企画・実施され始めている．

こういった患者や医療者双方に教育された状況が整ったときに初めて，ACPについての議論が実行可能になると考える．がん医療に携わる医療従事者の1人として，広報活動・啓発に努め，ACPが当たり前となる時代となるよう取り組んでいきたい．

Ⅱ 薬剤師としてACPにかかわれる場面

がん患者指導管理料や薬剤管理指導料，かかりつけ薬剤師制度と患者と薬剤師のかかわりが強くなる場面が増えており，薬剤師としてACPにかかわれる機会も増加していると思われる．最終的な意思決定は医師との面談にて行われることがほとんどであるが，そこに至るまでに患者自身も情報収集を行いたいと考えるのは必然で，薬剤師との面談のなかでも，使用薬剤についての質問をきっかけに，その後の対応についての話にまで内容が発展することを経験する．

診断時より一貫して本人へICされている患者であれば，口には出さずとも「死」というものを真剣に考え，悩み，葛藤したうえでの発言であり，ここには誠実に対応するべきである．

患者の病状に応じて，かかりつけ医，基幹病院，在宅医など，「主治医」と呼ばれる存在は変化する可能性が高い．**病院薬剤師であれば，その病院の医師が主治医である期間には担当薬剤師となり，その治療経過に継続して対応する事でACPにかかわる場面が訪れる**．では，保険薬局薬剤師はどうか？ **かかりつけ医・基幹病院・在宅医のいずれからの処方せんにも対応でき，どの時期でも一貫して「かかりつけ薬剤師」として患者にかかわることができる**．2015年に「患者のための薬局ビジョン」[2]が公表，2017年にはセルフメディケーション税制が創設されるなど，国民の自発的な健康管理や疾病予防の取り組みを促進し医療費の適正化を図ろうとする国の方針からも，「かかりつけ薬剤師」が担う役割は大きいと考える．

患者にとって，薬剤師という立ち位置はどのようなものだろうか．筆者個人としては絶妙であると考える．患者は「治療方針を決定する医師に見放されたくない」や，「排泄や清潔ケア，食事，移乗などの自分ではどうすることもできない，生活に必要な介助を行ってくれる看護師に冷たく対応されたくない」という思いから，医療者の方針とは異なる本音を話せずにいることが多い．それに対し**薬剤師は良くも悪くも中間的な立ち位置であり，本音を聞ける機会が多く，トリアージ役として最適，きちんと対応することでACPにも大きくかかわれると考える**．

患者の心理状態として悩みが大きくうつ状態に移行している場合もあり，単に「使用薬剤の説明を行う」という意識ではこの場面に十分な対応ができないため，患者の心理状態に配慮した対応ができる薬剤師の育成も必要となる．

Ⅲ がん患者に対する精神心理的ケアの提供

ACPを実践するに当たっては，患者の精神心理的苦痛に対するケアが十分になされる必要がある．がん対策推進基本計画において，「学会などと連携し，精神心理的苦痛に対するケアを推進するため，精神腫瘍医や臨床心理士などの心のケアを専門的に行う医療従事者の育成に取り組む」とされているがその数はまだ少なく，全がん患者に専門的なケアを提供することは不可能な状況となっている．そこで通常対応する看護師や薬剤師が，がん患者の心理状態を理解し対応できれば，トリアージ機能を担い，必要時には専門家につなぐことが可能となる．結果として人材の有効活用ができ，がん対策推進基本計画の課題を達成できるものとなる．

Ⅳ 薬剤師に対する精神心理的ケアの教育

がん対策推進基本計画を受け，国立がん研究センターがん研究開発費の事業である，「精神腫瘍学の均てん化のための研究」の一環として，薬剤師を対象とした教育プログラムが開発された．

1 精神症状講義

がん患者に生じやすい精神症状であるうつ病・適応障害とせん妄についての概論および，うつ病や適応障害に対し，薬剤師でも行える評価方法を提示．
①オープンクエスチョンを用いて心配の内容を聞く，②「一日中気持ちが落ち込んでいませんか？」，「いままで好きだったことが楽しめなくなっていませんか？」と問う（いずれかに該当すると適応障害やうつ病である可能性が高い[3]といわれている），③つらさと支障の寒暖計[4]を用いる．

2 コミュニケーション講義

コミュニケーションスキルとして「CLASS（表22-1）」を提示し，各項目の重要なポイントを解説．

表22-1 コミュニケーションスキル「CLASS」

C : physical **C**ontext or setting
　　円滑なコミュニケーションが行える環境をつくる
　　―話しやすい空間をつくる，非言語的表現，アイコンタクト，あいさつ
L : **L**istening skills
　　患者の話を効果的に聴く
　　―話を促す，情報の明確化，不意な電話や呼び出しへの対応配慮
A : **A**cknowledge emotions and explore them
　　患者の感情などを受け止めたり，たずねたりする
　　―共感，探索，肯定
S : management **S**trategy
　　患者と協議しながら治療計画を立案する
S : **S**ummary and disclosure
　　協議したことをまとめて，診察・面談を終了する

3 コミュニケーションロールプレイ

　患者役を体験することで患者の気持ちを理解できたり，普段の自分自身の対応について評価をしてもらえたことが有意義であったなどの反応がみられた．

 # 薬剤師教育の今後

　がん研究開発費にて開発されたプログラムは日本緩和医療薬学会，日本臨床腫瘍薬学会，日本サイコオンコロジー学会といった薬剤師が所属する学会の事業となり，日本臨床腫瘍薬学会においては毎年研修会を継続開催している．これからがん患者にかかわるという方はもちろん，がん患者とのコミュニケーションに苦慮している方，精神症状への理解に不安のある方など，多くの薬剤師が本研修会を受けがん患者の対応を適切行えるようになることで，ACPへのかかわりやがん医療の均てん化に寄与することを期待する．

〜〜〜〜〜 **参考文献** 〜〜〜〜〜

1) 日本緩和医療学会：がんとわかったときからはじまる緩和ケア．
　http://www.kanwacare.net/formedical/materials/pdf/kanwa25_leaflet.pdf
2) 厚生労働省：かかりつけ薬剤師・薬局について．
　https://www.mhlw.go.jp/stf/seisakunitsuite/bunya/kenkou_iryou/iyakuhin/yakkyoku_yakuzai/index.html
3) Mitchell AJ：Are one or two simple questions sufficient to detect depression in cancer and palliative care? A Bayesian meta-analysis. Br J Cancer, 98 (12)：1934-1943, 2008.
4) Akizuki N, Yamawaki S, Akechi T, et al：Development of an Impact Thermometer for use in combination with the Distress Thermometer as a brief screening tool for adjustment disorders and/or major depression in cancer patients. J Pain Symptom Manage, 29 (1)：91-99, 2005.

（工藤浩史）

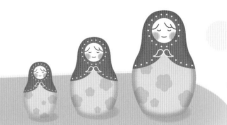

23 医療ソーシャルワーカー

···はじめに―筆者の所属について―

2019年より，東京都済生会向島病院に所属を移した．東京都済生会向島病院は墨田区北部エリアにあり成人を対象にした包括ケア病棟をメインに展開している地域の医療機関である．事例のような周産期や小児の症例を対応することはなくなったが，高齢者などの支援を行うとともに地域との連携業務に従事していた．

Ⅰ 医療ソーシャルワーカー (MSW)という職種について

1 ソーシャルワークの定義 (International Federation of Social Workers：IFSW, 2000年7月)

『ソーシャルワーク専門職は，人間の福利（ウェルビーイング）の増進を目指して，社会の改革を進め，人間関係における問題解決を図り，人々のエンパワーメントと解放を促していく．ソーシャルワークは，人間の行動と社会システムに関する理論を促していく．またソーシャルワークは，人間の行動と社会システムに関する理論を利用して，人々がその環境と相互に影響し合う接点に介入する．人権と社会正義の原理は，ソーシャルワークの拠りどころとする基盤である』

以下は医療ソーシャルワーカー倫理綱領の前文の一部である．

『ソーシャルワーカーの使命は，すべての人々が，自分がもつ可能性を十分に発展させ，その生活を豊かにし，機能不全を防ぐことができるようになることです．医療ソーシャルワーカーが保健医療の場で実践を行うことによって，傷病あるいは障害が発症した直後から援助を行うことができます．さらに医療ソーシャルワーカーは，保健医療のプロセスにおいてクライエントが不安で困難な時期に，人と環境の全体論的な視点と将来的な予測をもって，クライエントの生活の再設計を援助することもできます』

この視点がベースとなっていることをご理解いただきたい．

Ⅱ 賛育会病院について

筆者の勤めていた賛育会病院は，「天地の化育（健康な出産）を賛（たす）く」が病院名の由来である．

賛育会病院は，2017年で100周年を迎えた．1918年3月に，キリスト教の趣旨にもとづき，木下正中，吉野作造，遠藤逸男，河田　茂，片山　哲，星島二郎らが主体となり，「賛育会」を発足し，「賛育会妊婦乳児相談所」として開設，同時に託児事業も行われていた．「婦人と小児の保

護」，「保健」，「救療」が行われ，現在の賛育会病院の礎となっている．

　このように，地域に根差した医療と地域活動は「隣人愛」の精神を守り，地域の人々のライフステージに合わせて寄り添える医療を提供している．

1 賛育会病院でのMSWの役割

　社会福祉法人の医療機関である当院は，とくに「ソーシャルインクルージョン(social inclusion)」の視点をもって支援を行っている．その1つとして，「無料低額診療事業」がある．無料定額診療事業とは，生活困難者のために，無料，または低額な料金で診療を行う事業で，社会福祉法第二条第三項第9号に基づく第二種社会福祉事業として定められ，経済的理由によって適切な医療を受けることができない人々を対象に，その負担を軽減し，よりよい治療を受けさせるとともに，現代において存在する生活または医療上の諸問題に積極的な対応をし，社会福祉の増進を図るための事業である．

　大きく，成人領域と周産期・小児の分野に分けられ，そのなかで，「治療や出産などに伴う費用について」，「病気や障害に伴う不安など，退院後の生活について，心配や不安がある」，「社会保障制度の利用方法や手続きについて(生活保護，社会保険，介護保険，特定疾患等)」，「在宅療養生活を支える介護保険サービスや医療保険・福祉サービスについて知りたい」，「療養先を自宅以外で検討したい(転院・施設等)」など，以上のような課題を患者や家族と一緒に問題解決していくことが役割の1つであり，この役割が大きいといえる．

　退院支援加算1の体制をとっており，MSW4名と退院支援看護師1名が上記の業務を行っていた．

Ⅲ MSWによるACPの事例

> アドバンス・ケア・プランニング(ACP)の視点で，支援を行う際のキーワード
> (1)内　容
> 　①患者と家族の価値観を知る，②もしもの時について話し合いをする，③大切なこと，してほしいこと，嫌なことを整理する
> (2)姿　勢
> 　④支援したいことを伝える，⑤最善を期待し，最悪に備える
> (3)誰　と
> 　⑥本人もしくは，代理意思決定者とともに行う，⑦多職種で対応する

1 妊　婦

　当院のMSWがかかわる主な対象者は，入院助産，特別養子縁組，DV，特定妊婦などであり，出産前からかかわり，そしてさまざまな生活課題をもっている方へ支援を行っている．

　とくに，支援依頼が増えてきているのは，特定妊婦への介入である．「特定妊婦」とは，2009年の児童福祉法改正により定められ(表23-1)，妊娠期から虐待防止を目的として妊婦を支援する

表23-1　特定妊婦

児童福祉法　六条三の5より定義
● 出産後の療育について出産前において支援を行うことがとくに必要と認められる妊婦 ● 要保護対策協議会のなかで支援の必要性が検討され（表23-2），「特定妊婦の支援が行われる」

表23-2　特定妊婦支援の必要性を判断するための一定の指標

● 若年　● 経済的問題　● 妊娠葛藤　● 母子健康手帳未発行・妊娠後期の妊娠届　● 多胎 ● 妊婦の心身の不調　● その他
具体的には： ● 若年妊婦　● 予期しない（望まない）妊娠　● 精神疾患を合併している妊婦， ● アルコール・薬物などの合併または既往のある妊婦　● 知的障害等の障害を合併している妊婦 ● 妊娠届の提出の遅延　母子健康手帳の未交付　初回の妊娠検診が中期以降等の妊婦 ● 養育環境の問題　● 医療機関からの情報提供・支援要請

（厚生労働省のHPより抜粋）

必要性が明示された（**表23-2**）．

a. **事例：特定妊婦の症例**

　精神障害疾患がある父親と第2子を出産する母親への支援．

生活状況：生活保護世帯，借家．

家族構成：夫の両親は死去，親戚とは疎遠になっている．妻は，地方に両親がおり頻回な支援
　　　　　は望めない．

関係機関：子育て支援センター，保健師，生活保護課担当ケースワーカー，児童相談所．

経過：産科外来より，特定妊婦の支援依頼があった．父親の病状によって，第1子である2歳児
　　　への対応など養育課題がある．地域での見守り体制はできている．出産までに，妻方の母
　　　親の協力が得られるか不明確であったことから，出産時の2歳児の養育などの環境を整え
　　　ていく課題を共有することができた．夫婦に家族が増えることへの想いを確認すると，「家
　　　族が増えることは，望んでいる．しかし，育児を母親1人で行うことになるので心配であ
　　　る」という言葉があった．夫婦で子育てをしながら，自分たちも成長していきたいという
　　　気持ちを受け止め，出産時の判断に迷うときに備えて，妻方の母親が出産に立ち合う提案
　　　も受け入れてもらった．また，2歳児の一時預かりとして，乳児院への手配など，子育て
　　　支援センターや児童相談所など関係者間と両親と協議を重ね手配することができた．

2 子ども：小児難病，医療ケア児レスパイト，養育者支援（精神疾患などのある親）と児の支援

　医療ケア児レスパイト事業について，東京都では新生児特定集中治療室（neonatal intensive
care unit：NICU）など長期入院児の在宅移行後の継続的な療養を支援するため，定期的な医学
管理や保護者の労力の負担軽減のための一時的支援を目的として，「在宅療養児一時受入支援事
業」を設けている．対象は，NICUや新生児回復治療室（growing care unit：GCU）などで入院
していた児，またはNICUの経験はないが，気管切開と同様程度の医学的管理が必要な児として
いる．当院の小児科病棟は，ロタやアデノウイルスなど乳幼児の感染症の症例が多く，上記のよ

うな医療ケア児を受け入れることは少なかった，また，NICU，GCUから退院する児も医学的管理を必要としていても，この制度を利用することは少なかった．医療ケア児を受け入れる短期入所施設の不足から当院で対応できるのではないかと検討を重ね，2014年より月2名の受入れを始めている．

a．MSWの支援視点

レスパイトの基本は，在宅と同じ条件で引き受けることである．医療ケア児の療育を行っている要援護者である親は，さまざまな意思決定を経てきている．出生時や発症時，治療や手術など生命の危機，障害を受け入れる前にたくさんのことを経験している．治療に患児の意思決定を反映することが難しい場合が多く，家族の意思決定を新生児科や小児科，在宅診療の医師，看護師が支援してきたことを理解し，親の経験してきたストレングス（療育しているなかでの努力や工夫，解決方法など）を評価していることが大切である．**レスパイトを利用する際には，急変時の対応以外に患児の意思決定支援の手段を確認し，レスパイト利用期間に対応できるように病棟と共有していくことや，患児と親の信頼構築とアドボカシー（代弁する）を行うことを目指している．**

b．事例：小児レスパイトの症例

9歳の男児と両親．脊髄性筋萎縮症（spinal muscular atrophy：SMA）にて24時間人工呼吸器の管理，吸引（20回/日），胃ろうより経腸栄養とミキサー食をシリンジにて注入している．男児は，アイコンタクトと意思伝達装置にてコミュニケーションをとることが可能．3歳時の療育センターでのレスパイトの印象がよくなかった両親だが，今後両親の体調不良や冠婚葬祭などで預けることを考えて，当院の利用を考えたいということが利用動機であった．主な利用方法としては，介護による母親の体調不良ということで「休息」を目的に3泊4日の利用となる．

両親の想いに寄り添いながら，小児科病棟において医師や看護師とともに，生活状況の共有と両親の療育信条やストレングスを把握することがMSWの行う役割であった．またレスパイト期間中においては，担当看護師とともに男児の意思決定を引き出せるようにコミュニケーションを図った．

退院後両親は，「自立に向けて大きな一歩であった」と話したが，医療ケア児をもつ親が誰しも悩むレスパイトを利用に対する葛藤や，将来的な施設入所などをともに考える一助になったのではないかと思う．また，小児レスパイト事業を行うことは「数少ない医療ケア児」を在宅で支える大きな役割であると認識しており，地域との連携（保健師や総合支援の相談員，訪問診療医や訪問看護ステーションなど）が不可欠である．今後も，小児科病棟と地域をつなぎながら，両親や児の想いを尊重しながら日常の一部を支えていきたい．

Ⅳ 課　題

MSWの業務では，退院支援に関する業務の割合が大きくなっている．しかし，流れ作業の退院支援ではなく，ACPの視点を持ちながら支援を行うことは，どのような患者であっても自分自身の生き方に向き合うことを意識してもらい，本人・家族の意思決定を助けるのがMSWの役割であることを再確認できた．

・・・ おわりに

　当院は社会福祉法人であるため，生活困窮者への医療をきっかけとして生活環境や生き方など，患者や家族だけで解決し得ない課題を一緒に解決するきっかけとしての役割を担いやすい．しかし，多くの医療機関では社会保障制度の限界のなかで医療を受けることのできない人々が増えてきていることも事実である．だからこそ，意思決定支援を行うことは医療だけではなく「生活者である人々」の視点を忘れずに，“そのひとらしさ”を大切にしたいと感じている．

　当院は，キリスト教の教えから成り立っている病院である．ここで，筆者が大切にしている聖書の一文を紹介したい．

天の下では，何事にも定まった時期があり，

すべての営みには時がある．

生まれるのに時があり，死ぬのに時がある．

神のなさることは，すべて時にかなって美しい

（聖書：伝道者の書3章：1，2，11節より）

　当法人内で解釈された文書を発見したので共有し，本項の終わりとしたい．

　『いくら医療者ががんばっても，患者の寿命を変えることはできない．過剰でも過少でもない医療，そして患者が「いい人生だった」と振り返られる場を提供したい』．

（冨永千晶）

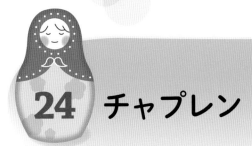
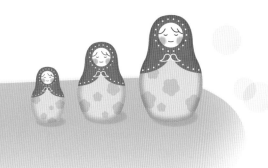

24 チャプレン

・・・ はじめに

アドバンス・ケア・プランニング(ACP)は,「患者が医療従事者,家族とともに将来の医療・ケアについてあらかじめ話し合うプロセス」[1)]とされており,ACPを行うことで患者および家族のQOLが向上するといわれる.その一方,DNARやリビングウィル,アドバンス・ディレクティブをただ機械的に聴取しても意味がなく,さらにはそれらを強制することは時に侵襲的になると指摘されている[2)].

そのACPでは,前提としてそれぞれの人の価値観を見出すプロセスを共有することが求められており,「重要なのは,患者がどんな人生を生き,どんなことを大切にしていて,何を希望しているかを明らかにするプロセス」だとされている[2)].このことは,医療者側が必要と望む情報や結果を求める姿勢ではなく,あくまでも患者や家族の「価値観」や「死生観」,「人生の意味」などをともに確認していくその過程に力点が置かれることがわかる.プロセスを大切にすることが結果に変化がもたらすことも報告されており,実際に意思決定において患者の満足度を高めるのは,最終決定を誰が下すかということよりも,意思決定のプロセスを共有できたかによるといわれている.プロセスのなかで互いの考え,人となりが共有され,信頼関係が構築される.いったんこのような関係が構築されれば,患者が「今後も(たとえ意識がなくても)私はぞんざいに扱われることないだろう」という安心感をもつことができるのも容易に想像できるであろう[3)].

本稿においては,ACPの前提となる個々人の価値観を確認するプロセスを共有する意味をチャプレンの視点からあらためて示すとともに,そのことを基にプロセスを大切にするための心構えについていくつかの点を示したい.まずはチャプレンの立ち位置を示した上で,筆者がACPに関連した活動としてかかわっている"ACP in AWA[注1]"のワークショップで経験していることを通して,それらについてみていきたい.

I スピリチュアルケア専門職としてのチャプレン

チャプレンとは,スピリチュアルペインの状態にある人たちを「生きる意味・価値の次元にまで踏み込んでサポートする」スピリチュアルケアの専門職である[4)].チャプレンが担うスピリチュアルケアは,「医学や心理学のように相手の状態を分類・診断し,それに対してある確立された解決法を提供するもの」ではなく,「相手をあるがままに受け容れ,その状況における自分らしい

注1:"ACP in AWA"を含むACPの活動は,2018年以降iACPが担う.

在り方を見出す」サポートである．また，「患者自身が自分を語るとき，医療の言葉や『常識』や社会的状況が期待する表現に，思いを乗っ取られてしまうことなく，自分の言葉を回復するためのケア」であり，「『病い』，『入院』という状況になって，新たに等身大の自分を語る言葉を紡ぎ出すことを援助するケア」[5]をチャプレンは担う[6]．

　以上からも，チャプレンがACPの前提となる，それぞれの人の価値観を確認するプロセスに同伴することおいては，その専門性を発揮する職種であることがわかるであろう．

Ⅱ ACP in AWA

　亀田総合病院の医療スタッフを中心とした有志で，“ACP in AWA”と称し，2013年より千葉県鴨川市を中心に南房総地域にて，ACPに慣れ親しむためのワークショップを企画運営し現在に至っている．対象者は，一般市民，医師・看護師をはじめとする医療職，民生委員，ケアマネージャー，福祉職，教員，学生など幅広く，これまで32回のワークショップを開催している．筆者は“ACP in AWA”のスタッフの一員として運営に携わっており，ワークショップではグループファシリテーターを担うことが多い．

　“ACP in AWA”主催のワークショップはグループワークを主としたスタイルとなっている．現在扱っているテーマは主に2つ．1つは，代理決定に付随する困難さの自覚と事前準備の必要性の認識．もう1つは，終末期を想定した参加者それぞれの価値観の確認である．ワークショップでは，どちらのテーマであっても，参加人数の規模にかかわらず，参加者全員が発言しやすい4〜7名のメンバーで1グループになるように構成している．グループワークでファシリテーターが注意するのは，**参加者それぞれの価値観に優劣はなく，どのような価値観が述べられても許容される安全な場を整えることである**．それにより，グループメンバー間相互に信頼関係が生まれ，ディスカッションが深まる．このようなスタンスは，チャプレンが患者や家族と出会う普段のケアスタイルと大きな違いはない．

Ⅲ 他者と価値観を確認するプロセスを共有する意味

　“ACP in AWA”ワークショップにおけるグループワークでは，テーマに沿ってメンバーそれぞれが自分の価値観や経験を語る．しかしそれらのことがほかのグループメンバーに受身的に確認されて終了するのではない．そこではいま述べた自分たちの価値観や経験に基づき自然とディスカッションが始まる．ある婦人は「夫婦だったら夫が知っているはずだから，夫が決めればいいのよ」と述べる．また別の婦人は「私はがんになったときね，つらい思いをさせたくなくて主人には本当のことはいえなかったの」と語る．時間経過にともないメンバー間のディスカッションが深まっていく．メンバーそれぞれにとって，目の前の生身の他者から聞く，自分と違う価値観や深みある経験談は，いままで当然だと疑わなかった自分の価値観を揺さぶるものであったり，自分の価値観に疑問を呈するものであったり，時に変容をもたらすものであったり，または，自分の価値観は自分の人生に深く根差したもので，容易には動じない強固なものであると再確認す

る機会になったりする．また，同じテーマで再度グループワークをする場合でも，メンバーが変わると参加者の価値観に新たな揺らぎが生じたり，以前より深く自分の価値観を確認する機会に恵まれたりする．

　他者による押しつけや誘導，またメンバー間に他人事としてのかかわりがみられないなら，**生き死にかかわる価値観を他者と確認するプロセスを共有することにより，それぞれがもつ価値観に質の厚みや深み，または柔軟性などが加味される"可能性"がワークショップより見て取れる．**このことは，厳しい現実を目の前にした場合にも，「こんなはずではなかった」，「そんなつもりではなかった」と安易に思いが崩れ去ることがない価値観の確かさが培われることにつながるであろう．

Ⅳ 医療者の自分の価値観に向き合う態度が ACPの結果に影響を与える

　グループメンバーが自分自身に向き合うことを躊躇したり，他人事としてかかわったりする場合には，そのメンバー本人に留まらずほかのメンバーにも前述の"可能性"が生じ難いという相互作用がしばしばみられる．当然，自分自身に向き合うことを躊躇する人に，そのことを強制するかかわりは侵襲以外の何ものでもない，ということは心しておかないといけないであろう．しかし，このことで注目すべきは，侵襲性への配慮に留まるものではない．医療現場においてACPを考える場合，このことは患者および家族のACPに対する態度だけでなく，ACPにかかわる医療者の態度も，患者や家族が出す結果に影響を与える相互作用が示唆される．**自分の価値観・死生観に真摯に向き合う医療者の態度が，表層的でない前述した"可能性"の次元で患者および家族へ影響を与えるということである．**もし機会があるなら，医療者が自らACPを経験しておくことが望まれる．

⋯ おわりに ─プロセスを大切にするための心構え─

　プロセスを大切にすることは，関係性を大切にすることだということがこれまでの流れから理解できるであろう．基本姿勢は，患者および家族と医療者との間に信頼関係を築くことであり，患者および家族に対して侵襲性への配慮を含め安全な場を設定し，安心感をもってもらうことが重要である．また，プロセスを共有するとは一方通行の関係ではなく相互作用が起こる関係であり，患者や家族の態度のみではなく，医療者が自らの価値観・死生観に真摯に向き合うかどうかの態度がACPの結果にも影響を与えるとの理解が望まれるであろう．

〜〜〜〜〜〜 **参考文献** 〜〜〜〜〜〜

1) Singer PA, Robertson G, Roy DJ：Bioethics for clinicians：6. Advance care planning. CMAJ, 155 (12)：1689-1692, 1996.
2) 木澤義之：「もしも…」のことをあらかじめ話しておいたらどうなるのか？ 緩和ケア, 22 (5)：399-402, 2012.
3) 阿部泰之：医療における意識決定支援のプロセスとその実際. 緩和ケア, 22 (5)：416-419, 2012.
4) 小西達也：チャプレンという専門職の立場からスピリチュアルケアを考える. スピリチュアルケアの実現に向けて

　　　―「第18回日本臨床死生学会大会」の取り組み―, 窪寺俊之, 聖学院大学出版会, 埼玉, 65-85, 2013.

5) 伊藤高章：チーム医療におけるスピリチュアルケア. 続・スピリチュアルケア―医療・看護・介護・福祉への新しい
　　視点, 窪寺俊之, 平林孝裕(編著), 関西学院大学出版会, 兵庫, 48-49, 2009.

6) 瀬良信勝：自らの死生観を振り返りスピリチュアルケアの理解を深めよう. Hospitalist, 2 (4)：1070-1081, 2014.

（瀬良信勝）

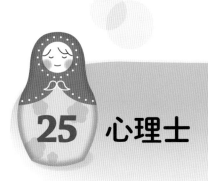

25 心理士

はじめに

　アドバンス・ケア・プラニング（ACP）について，大学病院の緩和ケアチームの心理士として，また，グリーフケアを行う団体を設立し活動を通して遺族とかかわってきた経験も踏まえて述べる．

　ACPについて厚生労働省[1]は「自らが望む人生の最終段階における医療・ケアについて，前もって考え，医療・ケアチームなどと繰り返し話し合い共有する取り組みを『アドバンス・ケア・プランニング（ACP）』と呼びます」と表している．本論考では，ACPの定義を厚生労働省により，ACPは人生の最終段階の医療・ケアについて，本人が家族などや医療・ケアチームと事前に繰り返し話し合うプロセスの概念[2]であるとする．

Ⅰ　緩和ケアとACP

　図25-1は世界保健機構（World Health Organazation:WHO）のトータルペインモデル（WHOモデル）であり，図25-2はアメリカ臨床腫瘍学会（American Society of Clinical Oncology：ASCO）の緩和ケアモデル（ASCOモデル）である．

　図25-1のWHOモデルは人のトータルペインを4つの質に分け，緩和ケアは4つのペインを緩和するものとされている．一方，図25-2のASCOモデルは緩和ケアにおける過程を1の疾病管

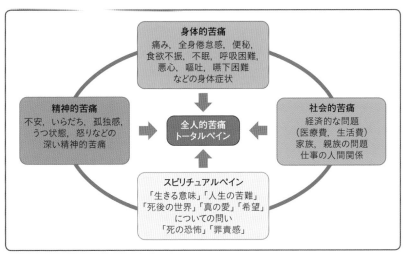

図25-1　トータルペイン（WHOモデル）

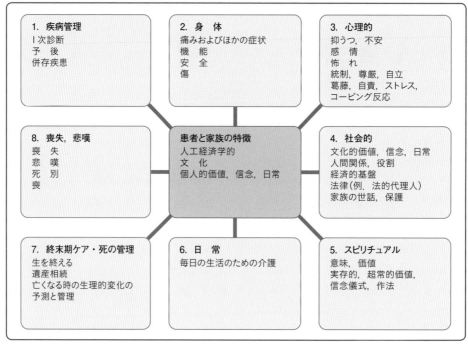

図25-2　緩和ケア（ASCOモデル）

理から8の喪失，悲嘆までに分けて表している．WHOモデルの4つの質はASCOモデルの2から5に当たる．

　ACPが，人生の最終段階において本人が家族などや医療・ケアチームと事前に繰り返し話し合うプロセスの概念であることから，ASCOモデルにおいて，診断時の1から終末期ケアの7までを本人と話し合う必要があるだろう．8の喪失，悲嘆は死別後の家族，つまり遺族ケアであるだろう．1から8までの各段階の医療・ケアについて話し合うためには，本人および家族とかかわる多職種の連携が求められる．

　ここで，事例を1つあげたい．

　絵（図25-3）を描いたのはYさん．Yさんは70代，X年10月膵がん，肝転移と診断され，X年12月入院，膵尾部がん，多発肝転移，抗がん薬治療を受ける．X＋1年1月退院．同月末，倦怠感，食欲低下，呼吸苦，緊急入院，がん性胸膜炎あり．予後は本人に当初伝えなかった．そこで，60代の妻が医師に「夫を病院で死なせるわけにはいかない．先生，治らないってはっきりいってやってください」と延命治療でしかないことを本人に伝えるように医師に話した．医師の話でYさんは死期が近いことを知り，X＋1年2月在宅緩和へ移り，1ヵ月後に亡くなられた．図25-3は退院時に筆者にプレゼントされたはがきに描かれた木の絵である．

　Yさんは下町育ち，同じ町内の若い人たちをみな自分の子どものように話していた．「祭りのときに出す山車があるけれど，その組み立て方は自分じゃないとわからない．それを若い衆に伝えないといけない．家の庭は小さいけれど，盆栽が好きでね，絵を描くのも好きだよ．そりゃ，

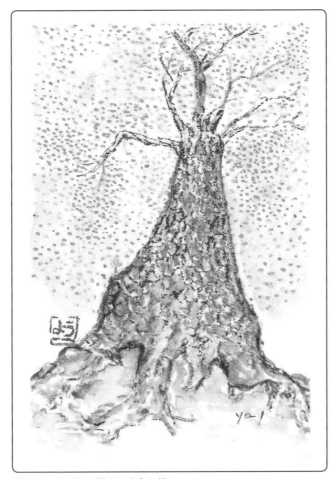

図25-3　はがきに描かれた木の絵

病気は治して帰りたいよ．でも，そうでなかったらちゃんと教えてもらわないと困るよ」筆者は，Yさんが盆栽と絵を描くのが好きだと聞いて，木の絵を1枚描いてほしいと頼んだのである．

　Yさんは木の根元に立ち，上を見上げている．空に伸びる幹はYさんの人生を，そして空に向かう樹冠は人生の先を示しているようにみえる．

　YさんのACPはYさんと小学校から一緒だった妻の役割が大きかった．そこにYさんと医療者がついていったといえるだろう．

Ⅱ 終末期の小児がん患者とACP

　筆者が勤務する大学病院で毎年数人の小児がん患者が治療が奏功せず，あるいは，治療中の感染症などで亡くなっている．小児がん患者は終末期に最終段階の医療・ケアについて話し合えたのであろうか．当院では，子どもに病名を伝えるようになってきているが，予後不良の場合に，治らない，いずれ死が訪れると子どもに伝えられたのは，知っている限り1例だけである．

　小児がん患者はどう思っているのだろうか．筆者は，15歳までに小児がんと診断され，治療を終えてサバイバーとなった子21人について2014年8月から2015年1月にインタビュー調査を行った．治療中に予後不良と医師が診断したら，そのことを伝えてほしいかと19人に尋ねたところ，19人中14人が伝えてほしい，2人がどちらともいえない，2人が伝えてほしくないという結果だった．

　次に，子どもを亡くした遺族は子どもの死をどう振り返るかについて紹介したい．2014年から始めたグリーフケアプログラム「たまごの時間」に2019年12月までに参加した，子どもを亡くした家庭は29である．内22の家庭で子どもが小児がんで亡くなっていた．亡くなった子の年齢は学齢前が3人，小学生が16人，中学生が2人，高校生が1人だった．ここで予後不良である，長くは生きられない，いずれお別れが来ると伝えられた子はいなかった．そして，「たまごの時間」で**遺族である保護者は，亡くなった子どもの思いは，望みは，意思はなんだったのだろうと推し量る**．推し量る対象は不在であるから，聞いておけばよかったと後悔の念を抱き，死別後の悲嘆感情が後悔の念とともに継続されると考えられる．

　ASCOモデルの8への影響は，患者が子どもでも大人でも変わらないのではないだろうか．ACPを保障する必要条件とは何であろうか．

Ⅲ 霧のなかの終末期とACP

　子どもががんになったときのインフォームド・コンセント（informed consent：IC）について，多くの保護者は，ICのための情報を子どもに知らせることで，病気の性質や治療に伴う痛みや不快感をわが子に知らせることになり，子どもの情緒的安定や身体的健康がおびやかされるのではないかとICに対する葛藤を抱えている[3]．Kunnin[4]は，**希望を維持できないかもしれないという不安とわが子を失うかも知れないという脅威がもたらすストレスが，両親と医療者や家族との会話を重苦しいものにしてしまい，それがみんなに影響する**と述べている．

　大人が患者の場合も同様といえるだろう．患者家族は患者を失いたくないし，医療者は治せないことを伝えにくいと感じているのではないだろうか．

　日本におけるがんの終末期医療は霧のなかにあるといえるだろう．霧を晴らすには，「治してあげられなくてごめんね」という言葉から始めるとよいだろう．

　ACPの必要条件は，諦めることであると筆者は考える．

〰〰〰〰〰〰 参考文献 〰〰〰〰〰〰

1) 厚生労働省：自らが望む人生の最終段階における医療・ケア．
　https://www.mhlw.go.jp/stf/seisakunitsuite/bunya/kenkou_iryou/iryou/saisyu_iryou/index.html
2) 厚生労働省：人生の最終段階における医療・ケアの決定プロセスに関するガイドライン．2018．
3) Fisher CB, Masty JK：A Goodness-of-Fit Ethic for Informed Consent to Pediatric Cancer Research. Brown RT（Eds），Comprehensive Handbook of Childhood Cancer and sickle cell Disease. 205-217, Oxford Univ Pr, Oxford, 2006.
4) Kunnin H：Ethical Issues in Pediatric Life-Threatening Illness：Dilemmas of Consent, Assent, and Communication. Ethics Behav, 7（1）：43-57, 1997.

（西尾温文）

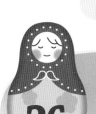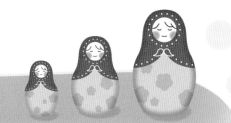

26 患者サロン（ボランティア）

··· はじめに

アドバンス・ケア・プランニング（ACP）をわが国の文献における頻度でみてみると，2005〜2009年で197件，2010〜2014年で318件，2015〜2019年で1,039件と最近5年で膨大に増えていることがわかる（2019年10月11日現在，医中誌Webにて検索/抄録除く）．それだけ近年とくに関心の高いテーマであることがうかがわれる．そのACPを医療者でない病院ボランティアリーダーという立場で考えてみたい．

I 病院概要

筆者が働いている川崎市立井田病院（以下，当院）は南北に長い神奈川県川崎市のちょうど中間あたりにあり，病床数383床の中規模病院で，主に慢性疾患を中心に診療している．公立病院として地域に根差した病院を運営方針として掲げ，地域がん診療連携拠点病院として緩和ケアや在宅医療など包括的なケアをしているのが特色である．運営方針には「井田山の美しい自然環境を活かし，ボランティア活動を通じて，地域の医療と文化のより所となります」との条文もあり，実際に地域の住民の方を中心に約100人近いボランティアが自分たちのもち味を活かした活動をしている．

II ほっとサロンいだ

当院の最上階にあたる7階の展望ラウンジに患者用サロン兼患者図書の「ほっとサロンいだ（以下，ほっとサロン）」がある（**図26-1**）[1]．そもそも当院は井田山という山の頂上に位置しており，ほっとサロンから眺める横浜方面の眺めは格別であり，患者や家族の気持ちをまさに「ほっと」させてくれる場所である．普段は開放型のサロンとして利用でき，併設の患者図書で自分の病気を調べるのもよし，ソファに座って景色を眺めるもよし，常駐のボランティアと世間話をするもよしと，思い思いに過ごせる「**病院のなかにあり，病院のなかではない場所**」である．「自分の生きる力を取り戻すための場所」，「とりあえずここにくれば，探していたものがみつかる場所」，イギリスにあるマギーズ・キャンサー・ケアリング・センター[2]を参考に，図書館でもあり，美術館でもあり，もう1つの自宅のような場所をコンセプトにつくり上げられた癒しの空間である．

ほっとサロンは場所だけではなく，さまざまなプログラムを提供している．「がんサロン」を筆頭に，「がん患者支援相談」，「ピンクリボンサークル」，「日本茶を楽しむ会」，「ハーブを楽しむ

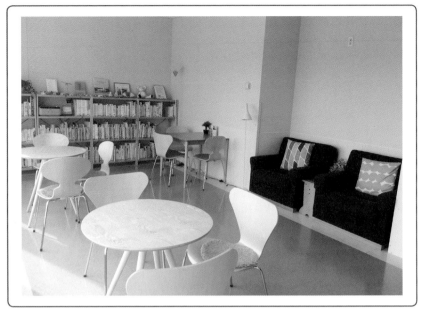

図26-1　ほっとサロンいだ

会」，「患者力を考える会」，「ピアサポートいだ」，そして「アロマハンドマッサージ」や「ルームスプレーづくり」，「笑いヨガ」，「絵本の読み聞かせ」などの多彩な月替わりプログラムはどれも入院や外来の患者の役に立ち，楽しめるプログラムばかりである．**そしてこのプログラムのほとんどをボランティアで運営している**ことを強調したい．ほっとサロンのボランティアは総勢10人．なかには臨床心理士やカウンセラーの資格をもった方，家族や自分ががんなどの病気を体験したピアサポーターなど，多彩なエキスパートが揃っている．そんなボランティアのおかげでほっとサロンではさまざまなプログラムを提供できているといえる．

Ⅲ がんサロン

　ほっとサロンで行われるさまざまなプログラムのなかで核をなすのは「がんサロン」である．毎月第2，第4木曜日と月に2回のペースで行っている．2005年に当院ががん診療連携拠点病院になったときからがんサロン自体はあったが，月1回開催で認知度が低かったため，年間の延べ参加者は17人ほどであった．2013年にほっとサロンができたタイミングで，それまで担当していたがん相談員に，医師，がん専門看護師，ボランティア，そして図書司書が加わり，リニューアルを行った．がんサロンの参加者からの要望で，就労しながら治療を行っている患者やご家族のために，月2回のがんサロンのうち，1回を夜のがんサロンとして行っている[3]．

　ボランティアはがんサロンで参加者においしいお茶を入れたり，ときには自分の体験や感じたことを率直に述べたり，参加者に癒しを提供する重要な役割を果たしている．

Ⅳ がんサロンで考えたACP

　筆者がいままで6年間にわたりがんサロンに携わってきて，いちばん驚いたことは，主治医とのコミュニケーションで悩んでいる患者が非常に多いということである．当院はがん診療連携拠点病院のため，がんサロンへの参加は当院の患者以外にも門戸を開いているが，現にがんサロンの参加者の多くは他院からの患者が多数を占めている．参加者のほとんどが「主治医が話を聞いてくれない」，「セカンドオピニオンを受けたいが，主治医に嫌われそうで切り出しにくい」，「治療についての説明が専門的すぎてよくわからない」，「外来で医師に質問しようとすると明らかに嫌な顔をされる」……などなど，思わず「病気であるのにそんなことまで悩まなくてはならず，いままで大変でしたね」とねぎらいたくなるような方ばかりである．その悩みをどこに相談してよいのかわからず，相談先を探し回った挙句に当院のがんサロンをみつけたというわけである．打ち明けながら涙されるかたも少なくない．がんサロンに加わっている医師や看護師，参加者などから，アドバイスをもらって安堵の表情を浮かべて帰る姿を見送るにつけ，こちらも「よかった」と思うと同時に「ここにたどり着けた方はいいけれど，そうでない方は悶々と悩んでいるのだろうな」と思い，複雑な気持ちになる．

　きっと主治医は普通に治療を進めているのかもしれないが，患者はそう感じていない場合があるのではないかと感じる．ACPについて，医師が書いた先行論文を読むと「いつ，どのように行うべきか」が最大の焦点となっているようだが，そこに肝心の患者の心情が抜けているように感じる．医療者ではない筆者が，がんサロンから得た事柄からいわせてもらえば，目の前の患者のACPについて考える前に，その患者と心を通わせているか，コミュニケーションがきちんと取れているか，いわばその患者の「いままでどう生きてきたか，これからどう生きていきたいか」というナラティブを聴いているかを，いま一度考え直してもらいたいものであると考える．阿部[4]も「われわれ医療者が知るべきなのは，その人の人生観であり，価値観である．（中略）目の前にいる患者のことを「知りたい」と思う気持ちであり，またそれを相手に伝えることである」と述べている．

　もちろん，多忙な医師が患者のストーリーを聴いていくには，時間的，物理的な理由から無理があるといえるだろう．しかし少なくとも，それを聴いたうえでACPを得られるという心構えのようなものも必要なのではないかと思われる．

　医師と患者との意識のギャップを埋めるために，看護師などの医療スタッフやボランティアの助けも大いに利用してほしいと思う．もちろん，筆者自身も病院図書司書という立場で情報を探す手伝いは惜しみなく行いたいと思う．加えて，患者側もそれに甘んじることなく「医療者も人間であること」を理解し，「やってもらって当たり前」，「おまかせ」ではなく，「自分でも勉強し，選択する努力をもち続ける」ことが重要と思われる．

Ⅴ ボランティアの力

　がんサロンなどのプログラムがないときには，ほっとサロンは患者のくつろぎの場となる．訪

れる患者や家族は，安らぎの音楽が流れ，アロマオイルの香る空間で，談笑したり，眺望を眺め
たり，読書や調べ物をしたり，思い思いに過ごしている．日中はほぼ毎日ボランティアに常駐し
てもらっているが，ボランティアは患者の思いをじっくり傾聴し「これは専門家に相談したほう
がよさそうだ」と感じたケースについては，がん専門看護師やがん相談員，ケースワーカー，ボ
ランティアリーダー，図書司書につないでくれる．**このようなつながりから始まるACPもあるの
かもしれないと感じている．**

　また，「日本茶を楽しむ会」や「ハーブを楽しむ会」などの誰でも参加できるプログラムは，がん
サロンは敷居が高くてなかなか足を踏み入れられない……，という方への入り口のプログラムと
なっている．「日本茶を楽しむ会」や「ハーブを楽しむ会」で雰囲気を味わったうえで，ボランティ
アの「こんなプログラムもやってますよ，ぜひいらしてください」という笑顔での案内がきっかけ
で安心してがんサロンに参加する方もいる．

　患者は医療者の前では緊張してしまい，いいたいことをいい出せないこともあるだろう．しか
し，ボランティアの前だったら，世間話から始まり，同じ目線でリラックスして会話もできるは
ずである．

　以上のことから，患者とスタッフをつないでくれるハブの役割を果たしてくれるのもボラン
ティアのよいところであるといえる．

　**医療者だけでACPを完結させようとせず，ボランティアなどの患者の周りにいる応援団の力
を少し借りてみるのも1つの方法だと筆者は考えるが，いかがだろうか．**

〰〰〰〰〰 参考文献 〰〰〰〰〰

1) 川崎市立井田病院：ほっとサロンいだ.
　　http://www.city.kawasakijp/33/crosfiles/contents/0000037/37855/ida/carecenter/hotida.html
2) マギーズ・キャンサー・ケアリング・センター.
　　https://www.maggiescentres.org/
3) 西 智弘, 武見綾子, 吉川幸子, 他：がんサロンを夜に開催する意義—日中開催と比較して. Palliat Care Res (Web), 8
　　（2）：341-345. 2013.
4) 阿部泰之：アドバンス・ケア・プランニング—いつ行うか, 誰がイニシアチブをとるか, どう切り出すか. Modern
　　Psysician, 36（8）：839-843, 2016.

（荒木亜紀子）

Column
· · · · · · · · · · · · ·

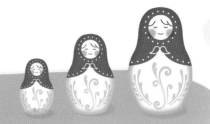

街場における意思決定

　意思決定には，最適化意思決定と満足化意思決定という分類がある（表27-1）．最適化意思決定はすべての選択肢を吟味して一番よいものを決定する方法である．満足化意思決定は，すべての選択肢を吟味できないときに，支援者と相談して決定する方法である．最適化意思決定で重要なのは選択肢の情報である．一方で，満足化意思決定で重要なのは支援者との過程である．医療における意思決定では，アドバンス・ケア・プラニング（ACP）が代理意思決定者や複数の専門職と行うことが重要であることからも満足化意思決定の要素が多いといえよう．となると，支援者をどう構築するかが大事な要素となる．いままでの研究では，支援者を緩和ケアチームとした『早期からの緩和ケア』が有名である[1]．しかし，実臨床で新たな専門職チームが介入することは時間的にも資源的にも容易なことではない．

　そんななか，アラバマから衝撃的な論文が発表された．**がんの専門家から教育を受けた市民が支援者となる取り組み**である．この取り組みの結果，患者満足度が上昇し，緊急入院が減り，医療費が年間20億円削減された[2]．さらに驚くべきことに医療費の削減は，市民の伴走者（Lay Navigator）に年間300万円程度が支払われたうえでの結果なのだ．この取り組みは，患者にとっても，支援者にとっても，国にとってもよい取り組みといえよう．

　筆者は，市民が支援者となる意思決定を日本でも実現しようと活動を開始した．そこで，Lay Navigatorの発症の地であるアラバマを訪問した．しかし，論文に紹介されたかたちのLay Navigatorはすでに存在しなった．政権が変わり，Medicareのなかでは運営されなくなったのだ．ただし，10年前に生まれたLay Navigator（年収差に伴う乳がん死亡率に優位差があったことから，乳がん検診を市民が勧めるという形で始まった）は患者の満足化意思決定を支える重要な支援者としてアラバマに定着していた．よって，現在は病院がお金を払う形で運営が継続されている．

　アラバマで感じたことは，市民が活動する「余白」があったということである．日本は皆保険であり余白が少ないため，専門職でない人が活動しにくい環境であると感じた．一方で社会保障費

表27-1　最適化意思決定と満足化意思決定

	最適化意思決定	満足化意思決定
重要事項	情　報	支援者
現在の医療の形	インターネット	医療者

満足度を上げるには，意思決定の支援者を決めることが大事．

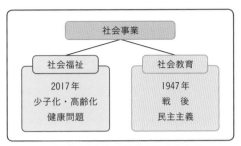

図27-1　なぜ，医療者が教育を行うのか？

が高騰していることを考えると皆保険を維持するための仕組みになり得るとも感じた．また，愕然としたこともあった．アラバマはキング牧師らが公民権運動を行った場所であり，町中に公民権運動にまつわるモニュメントや社会活動の拠点が存在していた．市民が受けている教育があまりにも違うのだ．彼らは「余白」で活動するサラブレットなのだ．よって，日本でもLay Navigatorのような活動人口を増やすためには，余白が使えるようになる教育が必要だと感じた．

最近，社会福祉系の教育プログラムが増えている実感を皆さんももっているのではないだろうか？　これには，第二次世界大戦後の日本特有の教育デザインが影響している．具体的には民主主義を広げるために，社会事業から社会教育というものを分化させた（図27-1）．分化された残りは社会福祉である．戦後は民主主義を広げることが社会課題であったが，現在は社会福祉領域が社会課題となっている．だからこそ，医療や介護職は市民に対して欧米諸国であればもっているはずの社会福祉領域の知識を提供する必要性を感じているのだろう．

以上より，日本の意思決定は支援者が重要な満足化意思決定を構築する前に，適切な社会福祉情報を提供する最適化意思決定を整備する必要性がある．その過程で余白をどこにするかを市民と対話していくことになるだろう．よって，社会教育は社会"共"育になっていくと考えている．そして，意思決定にかかわる医療職は，病気を診る小医や人を看る中医だけでなく，地域を診る大医となり市民が活動する余白を作る必要性がある．

しかし，「人生会議」をはじめとした最近の意思決定の議論をみていると，われわれ医療者が支援者という役割の一部を手放すことができるか疑問が残る．机上の理論だけでなく，実現可能な意思決定のデザインをすることが令和時代には必要だ．

〰〰〰〰〰〰 **参考文献** 〰〰〰〰〰〰

1) Temel JS, Greer JA, Muzikansky A, et al：Early palliative care for patients with metastatic non-small-cell lung cancer. N Engl J Med, 363 (8)：733-742, 2010.
2) Rocque GB, Partridge EE, Pisu M, et al：The patient care connect program：Transformin health care through lay navigation. J Oncol Pract, 12 (6)：e633-642, 2016.

（横山太郎）

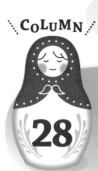
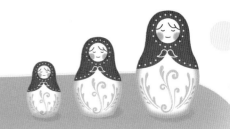

28 もしバナゲーム

医療者の間でアドバンス・ケア・プランニング（ACP）への関心は高まりつつある．一方で，健康な成人が医療者とともにACPに取り組む機会はいまだに少ない．われわれ医療者は，自身のACPについてどこまで深く考えているだろうか．昨今発表されたACPの定義では，疾病の有無や種類にかかわらず，健康な成人もその対象に含むとされた[1, 2]が，現実の世界では，高齢者だからとか，治らない病気があるからなどと理由をつけて「線引き」し，自分たちには関係のないこととして，話し合いの対象を狭めてはいないだろうか．筆者らが2014年に開発した「もしバナゲーム™」は，余命半年以内ではない4人が1組となり，余命半年の想定で自分が大切だと考えるカードを選び，その理由をメンバーと話し合う（図28-1）．参加者は，あらためて自身の価値観と向き合い，ご縁をいただいた目の前の3人の価値観に触れる．やりたくない人，やらないと決めた人への配慮として自由な参加を尊重している．ゲームを通じて，さまざまな価値観があること，同じカードでも人によって意味合いが違うこと，同じ人のなかでもカードの意味合いが変化することを体験する．そして，どのカードを選ぶかよりも，なぜそのカードを選んだのかという部分に意味があると気づく．

ヘンリー・マレーとクライド・クラックホーンが提唱した自己と他者についてのモデルによれば，人は，①他のすべての人間と似ており，②他のある種の人間と似ており，③他の誰とも似ていない[3]．敬意とは，この類似性と相違性の両方を理解したうえでつながろうとすることであり，この両者の間で行き来するときわれわれはゆらいだり，もやっとしたりする．自らの価値観をよく認識したうえで，謙虚な構えで，敬意と好奇心をもって，困難かもしれないコミュニケーションを立ち上げる．その姿勢は，新しいものへのオープンさであり，違いに対する敏感さであ

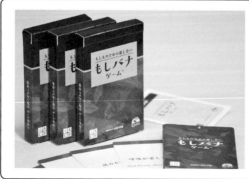
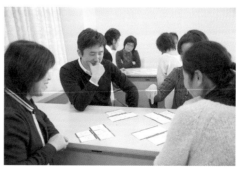

図28-1 もしバナゲーム

り，複数の視点があるという意識をもつことである．もしバナゲームという体験を通じて，人々が不確実で答えのないものに耐える力や，限られた選択肢から納得解を導く力を高められるのではないかと筆者らは感じ始めている．

　もしバナゲームは，自らの価値観と向き合うだけでなく，聴くことの意義も問う．聴くこととは，話し手に心からの興味を抱くことである．相手の思いを深く感じとり，その言葉が本人にとってもつ意味を理解しようとし，相手の視点から少しだけ世の中を眺めることである．だが，この姿勢を育むことは容易ではない．相手の視点から世界を眺めるのは，ある意味で自身の内面にゆらぎをもたらす可能性のある行為だからである．もしバナゲームの参加者はゲームという枠組みを通して，話し手に真摯に耳を傾ける体験をする．ひとりの人間としてあなたに興味があるということ，自分には同意しかねるものでも，あなたには妥当なのだとわかろうとすること，あなたにとって話してもよい人間でありたいということ．そして話されなかったことや，目に映らず，耳にも聞こえない大切なものがあるということ．**その沈黙や間もぜんぶ含めて，話し手の思いを知ろうとする構えを体験する．聴くことから，対話は紡がれる．そんなあたりまえのことをもしバナゲームは気づかせてくれる．**

　もしバナゲームが実際のACPとどう関係するかは，わかっていない．参加者が対等な立場で対話するという設計思想に則り，実臨床の場で患者さんと使うことはしていない．われわれはどこから来て，なにを大切し，いかにこの世を去るのか．ACPとは，このシンプルなテーマについて，受け取り，受け渡す営みではないだろうか．**われわれは皆，大切なだれかを「おくり」，いつかは「おくられる」存在である．**年齢順とは限らないし，血縁がない場合もある．ただ1つ確かなことは，大切なだれかを「おくる」ことを経て，最期に一度だけ「おくられる」ということである．ACPは「ひとり」にフォーカスしたストーリーとして捉えられがちであるが，実はいまを生きる「わたしたち」にとっても示唆に富むものである．先逝く人たちに学び，己の価値観と向き合い，残される人々に思いを伝え，そして委ねる．「あなた」のACPは，「わたしたち」のACPともつながっている．**ACPとは，「コミュニティで継承されるギフト」である．**そういう視点で捉えると，より普遍的なコミュニティ全員にかかわる概念として止揚される．繰り返すが，もしバナゲームがACPとどう関係するかは，わかっていない．しかし，もしバナゲームは誰もが平等に体験でき，考えるきっかけになり得るという意味で，ACPを取り巻く当事者と非当事者というボーダーをも越えていくツールなのかもしれない．少なくともそれが現時点での，このカードの存在意義だと筆者らは考えている．

〜〜〜〜〜〜　参考文献　〜〜〜〜〜〜

1) Sudore RL, Lum HD, You JJ, et al：Defining Advance Care Planning for Adults：A Consensus Definition From a Multidisciplinary Delphi Panel. J Pain Symptom Manage, 53 (5)：821-832, 2017.

2) Sudore RL, Heyland DK, Lum HD, et al：Outcomes That Define Successful Advance Care Planning：A Delphi Panel Consensus. J Pain Symptom Manage, 55 (2)：245-255, 2018.

3) Kluckhohn C, Murray HA：Personality in nature, society, and culture, 1st Ed, Knopf New York, p53, 1953.

（原澤慶太郎，蔵本浩一，大川 薫）

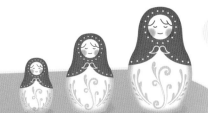

COLUMN

29 尊厳ある生を支えるということと,安楽死

「いつもの帰り道の途中,あなたは車に撥ねられたとします.外傷性脳出血を生じ,後遺症として左片麻痺と嚥下障害が残存しました.このような状態になったら,あなたはどのように暮らしたいですか?」この問いは,筆者がここ数年かかわっている中高生教育プロジェクトでの講義で,参加する生徒たちに毎年たずねているものである.多くの生徒たちが車椅子移動や嚥下食の工夫などについて語るなかにあって,ある生徒がこういった.「そんな状態になったら,死んじゃいたいです」.これには面食らった.しかし,彼は重要なことを教えてくれている.**人は容易に「死にたい」という気持ちをもつものなのだ.**

人が死にたくなるのはなぜか.それは,いまここにある問題の解決の糸口が見出せず,先行きを見通せなくなっているからであろう.厚生労働省の統計によれば,日本における自殺の動機で最多のものは「健康問題」である.病や障害を抱えたとき,人は自らの不運を嘆く.しかし,大抵の場合,それだけで自殺したりはしない.もっとも,「死のうとすること」と「自殺すること」との間に大きな隔たりがあるのは確かである.ただ,病や障害を得た人による「緩徐な自殺」とでもいうべき振る舞い,すなわち積極的治療の拒絶はままみられる.人がこうした選択をする理由の一端は,「保有効果」と呼ばれる行動経済学的概念によって説明可能といわれる[1].人は固有のバイアスに影響されるため,合理的に意思決定を行うのは困難なのだ,とされる[2].**しかし,積極的治療を拒絶する人,死にたいと思う人は,合理的な判断をしていないといえるのだろうか.**

医療者は患者の病状を把握し,それに基づいて各種治療の奏効率などを検討する.医療者により示された検討結果を受け,患者はいずれかの治療方針を選択する.ここで患者は,未来に起こる事象の確率を比較衡量し合理的に判断する存在であることが前提されている.しかし,確率とは,煎じ詰めれば「そうなるかも知れないし,ならないかも知れない」ということである.患者にとっては,不確実な未来だけが投げ出されているのであって,それによって現在の行動を決定するというのは,とても難しい課題である.乳がん当事者としての経験から,哲学者の宮野真生子はこんな言葉を残している.「「正しい情報」はあくまでも一般化可能な三人称的なもので,一人称的なものではないのです」.「三人称的な「正しい情報」でいったい何を決めろというのでしょう」[3].行動経済学で用いられる「合理性」とは,いわば「三人称的合理性」である.それは,あらゆる物事を中立的観点から比較衡量できるような立場からの合理性といえる.しかし,人はそのような場所には立ち得ない.私たちは各自固有の観点による合理性,いわば「一人称的合理性」をもつ.「決められない」という宮野の切実な訴えは,不合理なのではなく,未来を見通すことのできない者の合理性を示す表現だと理解されるべきだろう.そしてまた,医療者の確率的思考も,自らの経験と立場に裏打ちされた「一人称的合理性」の範疇にあると解されるだろう.

　医療者に向けた患者の「死にたい」という言葉は，いまここで死なせてくれという意味ではない
だろう．人が患者として医療者の前に現れるのは，その人が何らかの「より良き生」を求めてだと
思われるからである．いまここにいる患者が「死にたい」と発するその合理性を，医療者はまず理
解しようと努めなければならない．その理解のうえで，患者と医療者は「死にたい」を解消できる
ような「より良き生」の探求に向かう．**対話を続けるうちに，患者・医療者ともに新たな知見を得，
各自の合理性は変容するだろう．共有された意図の下に相互に働きかけ合うという意味におい
て，この過程は協働であるといえよう．**細田の示唆に富む報告[4]によれば，医学的に改善をみな
い状況であっても，患者と医療者との協働によって「より良き生」が得られることもあるのだ．

　安楽死という言葉がどのような事態を指すかは不明瞭である[5,6]が，仮にそれが積極的安楽死
や医師幇助自殺のことをいうのであれば，いまのところそれらは日本で法的に認められていない．
それは幸いなことかもしれない．「死にたい」の訴えから始まる「より良き生」に向けた協働を行い
得るのだから．

〰〰〰〰〰 **参考文献** 〰〰〰〰〰

1) ミシェル・バデリー（著），土方奈美（訳）：〔エッセンシャル版〕行動経済学．早川書房，東京，2018．
2) 由井和也：アドバンス・ケア・プランニング（ACP）の前に考えるべきこと．在宅新療0-100，4（12）：1151-1156，2019．
3) 宮野真生子，磯野真穂：急に具合が悪くなる．晶文社．東京，2019．
4) 細田満和子：「治る」ということ―現代の病人に関する社会学からの一考察―．生存科学，30-1：95-104，2019．
5) 有馬 斉：死ぬ権利はあるか．春風社，横浜，2019．
6) 安藤泰至：安楽死・尊厳死を語る前に知っておきたいこと．岩波書店，東京，2019．

（足立大樹）

索引

【編者略歴】

宇井睦人　ういむつひと

浜松医科大学地域家庭医療学講座(静岡家庭医養成プログラム)／順天堂大学緩和医療学研究室

　2007年順天堂大学医学部卒業後，東京都立多摩総合医療センターで救急・離島医療を含む全科型の研修を積み，東京医療センター・川崎市立井田病院などで在宅を含めた裾野の広い緩和医療・総合診療を学ぶ．東千葉メディカルセンター総合診療科，順天堂大学緩和医療学研究室，国際医療福祉大学成田病院総合診療科・緩和ケアチームなどを経て，現職．

　緩和医療学会認定医・指導医，プライマリ・ケア連合学会家庭医療専門医・指導医，病院総合診療医学会認定医，内科学会総合内科専門医，医療政策学修士．

　主な監修書籍に「病院家庭医」，単著に「緩和ケアポケットマニュアル(2019年日本内科学会ベスト20ランキング入り書籍)」がある．

まるっと! アドバンス・ケア・プランニング
いろんな視点で読み解くACPの極上エッセンス

2020 年 4 月 20 日　1 版 1 刷　　　　　　©2020
2021 年 7 月 30 日　　　　2 刷

編　者
うい むつひと
宇井睦人

発行者
株式会社 南山堂　代表者 鈴木幹太
〒113-0034　東京都文京区湯島 4-1-11
TEL 代表 03-5689-7850　　www.nanzando.com

ISBN 978-4-525-21031-1

A2103120102-A